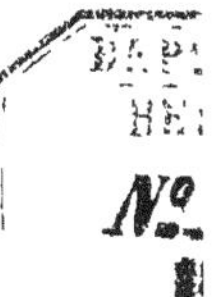

MÉMOIRE

SUR LES

FRACTURES DES MEMBRES

PAR ARMES A FEU

Principales Publications de l'Auteur

Chirurgie navale ou Études cliniques sur les maladies chirurgicales que l'on observe le plus communément à bord des bâtiments de guerre. (*Ouvrage honoré de souscriptions du Ministre de la marine*). Un volume in-8°. Paris et Montpellier, 1853.

Essai d'une Climatologie médicale de Montévidéo et de la République orientale de l'Uraguay (Amérique du Sud). Un vol. in-8°. Montpellier, 1851.

Des fluxions au point de vue chirurgical. *Thèse de concours pour l'agrégation en chirurgie.* Un vol. in-8°. Montpellier, 1855.

Mémoire sur les luxations des cartilages costaux. Br. in-8°. Paris et Montpellier, 1854.

Note sur les Conditions sanitaires des possessions de la France au Gabon (Côtes occidentales d'Afrique). Br. in-8°. Montpellier, 1847.

Du Goître et du Crétinisme, à l'occasion du Rapport de la Commission créée par S. M. le Roi de Sardaigne, pour étudier le crétinisme. Br. in-8°. Montpellier, 1851.

Recherches d'Hydrographie médicale. Br. in-8°. Montpellier, 1851.

Notice historique, topographique et médicale sur les bains de mer de Palavas, près Montpellier (Hérault). Br. in-8°. Montpellier, 1851.

Observations sur le Priapisme et l'Impuissance. Br. in-8°. Montpellier, 1851.

Exposé historique et critique de la Vaccination syphilitique et de la syphilisation. Br. in-8°. Montpellier, 1852.

Observations de Chirurgie pratique, traduites de l'espagnol et accompagnées de notes. Br. in-8°. Montpellier, 1852.

Lettre sur l'Anatomisme et le Vitalisme, adressée à M. le docteur Amédée Latour, rédacteur en chef de l'*Union Médicale.* Br. in-8°. Montpellier, 1852.

De la rigidité du col de l'utérus dans les cas d'éclampsie, avant ou pendant l'accouchement, et du traitement qui lui convient. Br. in-8°. Paris, 1852.

Mémoire sur les applications de la méthode anesthésique au traitement des maladies internes. (*Gazette Médicale de Paris*, 1854, formant 30 colonnes de ce journal.)

Observation clinique suivie de réflexions sur un cas de paralysie musculaire atrophique, guérie par l'usage de l'électricité et des eaux minérales de Balaruc. Br. in-8°. Montpellier, 1854.

Du traitement de la pourriture d'hôpital au moyen des applications topiques de teinture d'iode. Br. in 8°. Montpellier, 1856.

La *Revue thérapeutique du Midi*, Gazette Médicale de Montpellier, rédigée par le docteur Louis Saurel. (Ce journal paraît deux fois par mois, par livraisons de deux feuilles in-8°. *Huit volumes* ont été publiés depuis 1852 par le Dr Saurel.)

MÉMOIRE

SUR

LES FRACTURES DES MEMBRES

PAR ARMES A FEU

SUIVI

D'OBSERVATIONS, POUR SERVIR A L'HISTOIRE

DES BLESSURES PAR ARMES DE GUERRE

PAR

Le Docteur L. SAUREL

Ex-Chirurgien de 2e classe de la marine militaire,
Membre titulaire de l'Académie des Sciences et Lettres de Montpellier,
Correspondant de l'Académie royale de Médecine de Madrid,
De la Société de Chirurgie et de la Société de Médecine de Paris,
De la Société médico-chirurgicale de Bruges,
De la Société des Sciences médicales et naturelles de Bruxelles,
Des Sociétés de Médecine d'Anvers, de Bordeaux, de Gand, de Marseille,
De Montpellier, de Nimes, de Poitiers;
Rédacteur en Chef de la *Revue thérapeutique du Midi*, etc.

A PARIS

CHEZ J.-B. BAILLIÈRE

LIBRAIRE DE L'ACADÉMIE IMPÉRIALE DE MÉDECINE

rue Hautefeuille, 19

A Londres, chez H. BAILLIÈRE, 217 Regent-Street

A New-York, chez H. BAILLIÈRE, 290 Broadway

A Madrid, chez C. BAILLY-BAILLIÈRE, calle del Principe, 11

A MONTPELLIER

Chez PATRAS, successeur de Sevalle, rue du Gouvernement. | Chez PITRAT, successeur de Savy, Grand'rue, 5.

1856

Montpellier. — Boehm, Imprimeur de l'Académie.

AVANT-PROPOS

Le travail que je fais paraître aujourd'hui se compose de deux parties destinées dans le principe à être publiées séparément.

La première et la plus importante, est un mémoire sur les fractures des membres par armes à feu, dans lequel ces lésions osseuses sont étudiées au triple point de vue de leurs causes, de leurs variétés et de leur traitement.

La seconde est composée d'observations sur divers sujets de chirurgie, tels que les fractures par armes à feu, des os du crâne et de la face, les corps étrangers méconnus à la suite des coups de feu, et les accidents qui peuvent retarder la guérison chez les amputés.

J'ai cédé d'autant plus facilement au conseil qui m'a été donné de réunir ces études cliniques en une seule brochure, que je ne me suis occupé en réalité que d'un seul et même sujet, celui des blessures par armes à feu.

Tous les faits qui seront rapportés dans ce travail sont le fruit de mon observation personnelle. Leur ensemble constitue une sorte de compte-rendu du service chirurgical auquel j'ai été attaché, en 1855, à l'hôpital militaire temporairement établi dans la citadelle de Montpellier.

Le but que je me suis proposé par cette publication a été d'apporter ma pierre à l'édifice commun, et de prouver que je n'ai pas été un ouvrier inutile.

Puissent ceux qui me liront en juger ainsi !

DES

FRACTURES DES MEMBRES

PAR ARMES A FEU.

Le mémorable siége de Sébastopol, qui a fourni à nos chirurgiens militaires l'occasion de voir et de traiter un si grand nombre et une si grande variété de blessures par armes à feu, ne peut manquer de faire naître des travaux intéressants sur ces blessures, et spécialement sur celles qui sont produites par certains projectiles récemment introduits dans l'art de la guerre, ou qui n'avaient jusqu'alors été employés que dans de rares circonstances. Telles sont en particulier les lésions occasionnées par les balles coniques et surtout par les éclats de bombes et d'obus, dont on a observé un si grand nombre d'exemples. Dans aucune guerre, on n'avait eu recours, sur une aussi large échelle, aux terribles effets des projectiles creux, et jamais on n'observa des mutilations aussi nombreuses et aussi graves que celles qui frappèrent nos soldats dans leurs tranchées. C'est à ce point que l'on peut avancer, sans crainte d'être démenti, que les blessures causées par des balles, pendant le siége proprement dit, ont été bien moins nombreuses que celles qui furent occasionnées par des éclats de bombes ou d'obus. Nous avons pu constater par nous-même cette différence numérique, chez les blessés de l'armée d'Orient qui ont été reçus, en 1855, dans les hôpitaux de Montpellier, et dont le plus grand nombre portaient des lésions de ce dernier genre.

En nous décidant à publier le présent travail, nous nous sommes proposé de contribuer, pour notre faible part, à jeter du jour sur un certain côté des blessures par armes de guerre.

Appelé à soigner des militaires dont les blessures remontaient toujours à quelques semaines ou même à plusieurs mois, nous n'avons pu acquérir aucune expérience sur les accidents primitifs des plaies par armes à feu ; mais, en revanche, nous avons été à même de voir la plupart de leurs accidents consécutifs, et nous avons assisté à leurs terminaisons.

Parmi les blessures de tout genre qui ont ainsi passsé sous nos yeux, les lésions osseuses sont celles qui ont plus particulièrement fixé notre attention. En groupant les faits que nous avons observés, en les rapprochant les uns des autres, nous sommes arrivé à avoir un tableau assez complet des désordres variés auxquels peuvent donner lieu les projectiles lancés par la poudre de guerre, lorsqu'ils atteignent une partie du squelette.

Ce mémoire est spécialement consacré à l'étude des fractures des membres dues à cette cause.

Les observations qui en font la base sont au nombre de trente-deux ; nous les avons choisies au milieu d'un plus grand nombre. Elles ont été recueillies à l'hôpital temporaire de la citadelle de Montpellier, dans le service auquel nous étions attaché en qualité de chirurgien-adjoint, et où se sont succédé, du 18 août au 31 décembre 1855, plus de trois cents malades offrant presque tous des blessures par armes à feu. Quelques-uns d'entre eux, presque rétablis au moment de leur arrivée, n'ont fait qu'un court séjour dans nos salles; la plupart sont sortis guéris après quelques semaines passées à l'hôpital; un certain nombre, enfin, plus gravement atteints ou affectés de lésions chroniques des os, ont dû attendre leur guérison pendant plusieurs mois ; nous ne les avons pas perdus de vue.

La chirurgie conservatrice a été mise en usage chez presque tous ces blessés. Sans reculer devant les opérations nécessaires, on n'a pratiqué que celles qui étaient vraiment indispensables pour conserver la vie des malades. Deux désarticulations de phalanges, une amputation du bras, deux amputations de jambe, une résection du péroné, l'extraction d'une balle profondément logée dans la cuisse, une ponction d'hydrocèle suivie d'injection iodée : telles sont les seules opérations réglées qui aient été pratiquées.

Un seul malade, parmi ces trois cents blessés et opérés, a succombé à la suite d'une amputation de jambe. Un autre, atteint de fracture du crâne par coup de feu, est mort dans le mois de janvier, alors que nous avions cessé notre service depuis quelques semaines.

Le travail qu'on va lire étant exclusivement consacré aux fractures des os des membres par armes à feu, j'ai dû me préoccuper de l'ordre le plus convenable à suivre dans l'exposition des faits que j'ai observés. Après mûre réflexion, je me suis décidé à étudier d'abord les fractures *simples*, c'est-à-dire sans plaies; puis les fractures *complètes avec plaies*; enfin, les fractures *partielles* également compliquées de plaies. Je me suis efforcé de rendre mes observations aussi courtes que possible, tout en ne négligeant aucun des détails nécessaires, et j'ai tâché, par quelques réflexions, de déduire de ces faits l'enseignement qu'ils renferment.

Avant de commencer, je dois exprimer ici toute ma gratitude envers M. le docteur Goffres, médecin principal des armées et chirurgien en chef des hôpitaux militaires de Montpellier, qui a bien voulu me laisser la direction du traitement chez la plupart des malades dont je rapporte les observations, et qui n'a cessé, pendant tout le temps où j'ai été placé sous ses ordres, de me témoigner une bienveillance dont je suis sincèrement reconnaissant.

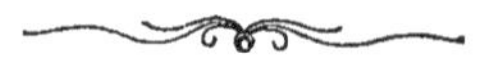

CHAPITRE PREMIER.

FRACTURES PAR ARMES A FEU, NON COMPLIQUÉES DE PLAIES.

—

Les auteurs qui se sont occupés des blessures par armes à feu, ont depuis longtemps signalé les effets singuliers que l'on observe quelquefois, par suite de l'action des projectiles volumineux, tels que les boulets, les obus et les biscaïens. Lorsque ces corps, lancés avec force, frappent très-obliquement le tronc ou les membres, on voit quelquefois la peau rester intacte, alors que les muscles, les organes intérieurs et les os eux-mêmes sont écrasés et comme réduits en bouillie. On ne songe plus aujourd'hui, ainsi qu'on l'a fait pendant longtemps, à attribuer ces blessures à la violente commotion que l'on supposait être communiquée à l'air par le boulet lui-même. On ne pense pas davantage que ces contusions doivent être attribuées à un choc électrique sur les parties. On sait, à n'en pas douter, que tous ces effets, variant depuis la simple contusion des parties molles ou des os, jusqu'à l'attrition complète des tissus, sont dus à une même cause. « En pareil cas, dit Boyer, la peau, déjà protégée à l'extérieur par les vêtements, cède et fuit, pour ainsi dire, devant le corps vulnérant; sa face interne est refoulée contre les chairs, qui lui servent en quelque sorte de coussinet, et son tissu n'est nullement entamé; mais ces chairs molles et flexibles, pressées fortement par le boulet contre l'os, en supportent tous les efforts, sont plus ou moins contuses et dilacérées; et si ce boulet touche le membre par une surface un peu considérable, et qu'il soit mu avec beaucoup de force, il fracture presque toujours l'os qui lui résiste [1]. »

Ce n'est pas toujours en frappant obliquement les parties de notre corps, que les boulets produisent les lésions qui nous occupent; celles-ci sont dues quelquefois à une action directe de ces projectiles arrivés à la fin de leur course. Elles sont plus fréquemment encore occasionnées par des éclats de bombes ou d'obus qui, frappant directement les os des membres, les brisent, comme ferait un corps contondant ordinaire, les vêtements de drap que portent nos soldats garantissant la peau de toute entamure.

Les auteurs n'ont pas, à notre avis, suffisamment insisté sur cet ordre de blessures, qui nous paraissent plus communes qu'on ne le croit; aussi est-il bon d'établir à cet égard divers degrés ou une sorte d'échelle de gravité.

[1] *Traité des maladies chirurgicales*; 5e édit., tom. I, pag. 797.

Dans un premier degré, une balle ou un biscaïen à la fin de sa course, et plus souvent encore un éclat de bombe ou d'obus, frappant un membre avec une force médiocre, détermine une simple contusion, sans plaie ni fracture, dont la marche est absolument celle des contusions ordinaires. Ces blessures ne semblent pas être fort rares, car plusieurs de nos malades nous ont dit en avoir éprouvé de semblables.

Dans d'autres circonstances, le corps vulnérant, boulet, obus ou éclat de bombe, ne se borne pas à contondre les parties molles, il porte aussi son action sur les os, qui sont rompus, avec ou sans attrition des tissus qui les recouvrent, et produit une lésion plus ou moins profonde des organes contenus dans les cavités splanchniques.

D'autres fois, enfin, le traumatisme est porté à un tel degré que la mort survient instantanément, par suite de la désorganisation des parties les plus essentielles à la vie; ou bien tous les tissus d'un membre sont réduits en bouillie, et son ablation immédiate est aussi nécessaire que s'il avait été enlevé par le projectile.

Nous sommes porté à croire que les fractures *simples* des os des membres, par coup de feu, avaient été assez rarement observées jusqu'à ces derniers temps; du moins la plupart des auteurs qui ont écrit sur les blessures par armes de guerre, n'en font-ils aucune mention. Larrey, qui rapporte plusieurs cas de contusions profondes du bas-ventre et de la poitrine, avec ou sans brisure des os, dues à cette cause, ne signale aucun cas de fracture simple. M. Baudens, dans sa *Clinique des plaies d'armes à feu*, n'en fournit aucun exemple; et nous n'avons pas vu que M. Malgaigne ait signalé, dans son *Traité des fractures*, cette cause parmi celles des fractures *simples* des os. La seule observation de ce genre que nous ayons trouvée, appartient à M. Paillard; elle est consignée dans le *Traité théorique et pratique des blessures par armes de guerre*, de Dupuytren, et rapportée dans les termes suivants :

« Tertiau, âgé de 22 ans, fusilier au 5e de ligne, reçut, le 9 décembre 1832, un coup de boulet mort, au niveau du tiers supérieur de l'humérus; cet os fut fracturé simplement, c'est-à-dire en travers; la peau était intacte, aucun accident ne survint. Un appareil ordinaire des fractures du bras fut appliqué, et le blessé guérit très-bien. »

Le même auteur rapporte une autre observation suivie de guérison, où une fracture des 5e, 6e et 7e côtes droites, sans plaie mais suivie de crachement de sang, fut causée par un biscaïen. Enfin, il mentionne un cas non moins intéressant où une luxation simple de l'humérus fut causée par un coup de boulet mort, à la partie externe et supérieure du bras.

Les observations suivantes, qui nous appartiennent, vont fournir des exemples nombreux et variés du genre de blessures qui nous occupe.

Observation I.

Fracture simple de l'humérus gauche, causée par un éclat de bombe. Consolidation régulière au bout de 37 jours.

Clerc (Frédéric), 24 ans, caporal au 10e de ligne, entre à l'hôpital le 1er septembre 1855, venant directement de Crimée. — Sa blessure date seulement du 18 août. Atteint par un éclat de bombe au bras gauche, il a eu l'humérus fracturé à la jonction du tiers inférieur avec les deux tiers supérieurs. Des ecchymoses étendues, rapidement dissipées, ont été les seuls accidents de la blessure. Le gonflement a été médiocre, et un bandage à fracture a été bientôt appliqué. — Lors de son entrée, le membre blessé se trouve dans d'excellentes conditions ; plus de traces, ni de gonflement, ni d'ecchymoses ; la consolidation commence à s'opérer. Un appareil inamovible, renouvelé à deux reprises, remplace l'appareil ordinaire que portait le malade, et le 25 septembre la consolidation est complète ; la conformation du membre est régulière, et les mouvements de ses articulations sont parfaitement libres.

Chez ce malade, la fracture datait de douze jours à peine, quand il est entré à l'hôpital ; elle avait été aussi simple que possible, et sa guérison a été fort rapide. Le convoi auquel ce blessé appartenait, ayant été directement dirigé de Sébastopol sur Marseille et Montpellier, nous avons eu à traiter des blessures presque récentes. Cette circonstance ne s'étant plus renouvelée, presque toutes les autres fractures que nous avons observées étaient de date plus ancienne. Nous nous sommes néanmoins assuré, en interrogeant les malades avec soin, que les choses se sont passées le plus souvent d'une manière aussi simple que chez le sujet de notre première observation.

Observation II.

Fracture simple de l'humérus gauche à son extrémité inférieure, causée par un boulet mort. Guérison.

Un militaire de 26 ans environ, blessé le 29 août 1855, et entré à l'hôpital de la Citadelle le 18 novembre (venant par évacuation de l'hôpital de Château-d'O), présentait des traces d'une fracture de l'humérus gauche à son extrémité inférieure. La blessure, au dire du malade, avait été causée par un boulet mort, qui avait fortement contusionné son membre. Aucun accident ne suivit cette lésion, pour laquelle on appliqua, peu de jours après, un bandage à fracture ordinaire.— La fracture était parfaitement consolidée, quoique avec une légère difformité : l'extrémité supérieure du fragment inférieur faisait une saillie assez prononcée en avant de l'extrémité correspondante du fragment supérieur. La fracture avait donc été oblique de haut en bas et d'avant en arrière ; le membre était à peine un peu raccourci ; le malade pouvait exercer librement les mouvements de flexion et d'extension, de pronation et de supination de l'avant-bras, malgré que le cal fût encore un peu volumineux.

Observation III.

Fracture simple du cubitus gauche, causée par un éclat de bombe. Guérison sans accidents.

Gélinet (Jean), fusilier au 100e de ligne, blessé le 29 juin 1855 par un éclat de bombe qui a occasionné une fracture du cubitus gauche, sans plaie ni contusion considérable, est entré à l'hôpital le 24 août. La fracture est consolidée, mais avec une légère difformité ; il y a de la gêne dans les mouvements de pronation et de supination. Le malade sort de l'hôpital le 28 août.

Observation IV.

Fracture simple des deux os de l'avant-bras, causée par une bombe. Guérison sans accidents.

Filatier (Bernard), du 18e de ligne, blessé le 16 août 1855, est entré à l'hôpital le 13 septembre suivant. Il nous dit avoir reçu sur l'avant-bras droit une bombe entière qui l'a violemment contusionné, et a fracturé les deux os de ce membre sans causer de plaie. Après l'emploi des moyens résolutifs, nécessités dans les premiers jours par le gonflement du membre, on a eu recours au bandage ordinaire des fractures de l'avant-bras. — A son entrée, la fracture est déjà consolidée ; l'avant-bras est le siége d'un léger engorgement. La consolidation s'est opérée vicieusement, de telle sorte qu'il existe, au côté interne du membre, à la hauteur du tiers inférieur du cubitus, une saillie anguleuse de cet os, vestige de sa fracture, et qu'une autre difformité se remarque vers la partie inférieure du radius, à la base de l'apophyse styloïde, qui paraît avoir été fracturée avec esquilles ; la flexion et l'extension de la main sont possibles, mais gênées ; la supination est à peu près impossible, l'avant-bras restant en demi-pronation; raideur des doigts. — Le 20 septembre, sur sa demande, le malade est renvoyé à son dépôt; son état est à peu près le même.

Les os cylindriques d'un certain volume ne sont pas les seuls qui puissent être fracturés de la façon qui nous occupe. La clavicule, l'omoplate et les phalanges elles-mêmes peuvent être rompues par l'action directe d'éclats de bombe plus ou moins volumineux. Les faits suivants en sont des exemples :

Observation V.

Fracture simple de la clavicule droite, causée par un éclat de bombe. Guérison sans accidents.

Roy (Michel), du 21e de ligne, blessé depuis deux mois environ, entre à l'hôpital le 13 septembre 1855. — Il a été atteint par un éclat de bombe, qui lui a fracturé la clavicule droite sans produire de plaie. Un appareil a été appliqué et porté pendant plus de six semaines. La clavicule a été brisée à peu près vers sa partie moyenne; la fracture s'est consolidée, mais en faisant un angle à saillie antérieure; il existe un cal volumineux qui augmente encore cette saillie. Le blessé n'accuse qu'une certaine gêne des mouvements du bras et un peu de raideur dans les muscles du cou. Il sort le 17 du même mois.

Observation VI.

Fracture de la première phalange de l'index, causée par un éclat de bombe. Guérison avec difformité mais sans accidents.

Souquet (Pierre), du 4e bataillon de chasseurs à pied, blessé le 18 juin 1855, est entré à l'hôpital le 26 août suivant et en est sorti le 29. Il présentait une fracture de la première phalange de l'index gauche, causée par un éclat de bombe, sans plaie, et consolidée avec chevauchement du fragment supérieur en arrière de l'inférieur. Le doigt était raccourci; cependant les mouvements de l'articulation métacarpo-phalangienne étaient possibles; ceux des articulations phalangiennes ne l'étaient plus.

Observation VII.

Fracture de la première phalange du médius, causée par un éclat de bombe. Guérison sans accidents.

Un autre militaire, Carpentier (Auguste), du 6e bataillon de chasseurs à pied, blessé le 15 août 1855 et entré à l'hôpital le 18 octobre, offrait les vestiges d'une fracture de la première phalange du médius de la main droite, également causée par un éclat de bombe et guérie sans accidents. Il sortit de l'hôpital le 23 octobre.

Tous les faits que nous avons rapportés jusqu'ici sont des exemples de fractures simples, dont la guérison s'est opérée sans aucun accident sérieux. Si, chez quelques malades, des difformités plus ou moins marquées ont suivi ces blessures, il faut en rechercher la cause beaucoup moins dans le mode d'action des corps vulnérants, que dans les circonstances difficiles où se sont trouvés placés ces militaires. Chez presque tous, les blessures ont été produites par des éclats de bombe d'un volume plus ou moins considérable; deux fois seulement, chez les sujets des observations II et IV, ces fractures ont été dues au choc d'un boulet mort ou d'une bombe à la fin de sa course. Cette dernière circonstance explique le peu de dégâts qui en ont été la conséquence. Chez ces deux blessés il y a eu simple contusion des muscles, qui sont revenus plus tard à leur état normal et ont conservé leur structure et leurs usages. La même chose n'a pas eu lieu dans l'observation suivante, qui nous offre un exemple de fracture compliquée de destruction des muscles, avec intégrité de la peau.

Observation VIII.

Contusion violente à l'épaule, causée par une bombe; fracture de l'omoplate; épanchement sanguin considérable; destruction des muscles de la partie blessée. Guérison.

Provin (Amédée), 26 ans, du 5e d'artillerie, blessé le 18 août 1855, est entré à l'hôpital le 1er septembre suivant. — Il a été atteint par une bombe qui, avant d'éclater et au moment de sa chute, est venue le frapper obliquement à la partie postérieure de l'épaule droite. Un gonflement très-considérable avec ecchymose étendue, a été la suite de cette blessure, qui a entraîné l'impossibilité des mouvements du membre supérieur correspondant. Peu d'heures après, le malade a été embarqué pour France, et l'on s'est contenté, pendant la traversée, de prescrire des applications émollientes et résolutives. — A son entrée, douze jours après la blessure : tuméfaction très-considérable, uniforme, de la région scapulaire postérieure et du moignon de l'épaule, sans coloration morbide de la peau, qui est chaude, luisante et semble amincie par la distension qu'elle a subie. Par des pressions ménagées sur les parties blessées, on perçoit une fluctuation évidente; le liquide est très-superficiel en certains points, plus profond dans d'autres, mais, en général, la fluctuation est plus manifeste au centre qu'à la circonférence. Ces pressions sont douloureuses. Les mouvements spontanés de l'articulation scapulo-humérale sont impossibles. Quand on les provoque en soulevant le bras, on détermine de la douleur, non-seulement dans les parties tuméfiées, mais aussi dans l'articulation de l'épaule et dans les régions scapulaire postérieure et cervicale latérale. Du reste, aucune crépitation. État général satisfaisant; point de fièvre (cataplasmes résolutifs). — Au bout de deux jours, la douleur étant modérée et toute chaleur morbide ayant disparu, on applique un large vésicatoire volant au centre de la tuméfaction. Le 10, notable diminution de la tumeur; fluctuation moins évidente (deuxième vésicatoire volant). Le 15, troisième vésicatoire qui active de plus en plus la résorption du liquide épanché. — La douleur constamment éprouvée par le malade au-dessous de l'épine de l'omoplate et rendue plus vive par les pressions exercées en cette région, m'avait fait soupçonner une fracture de cette partie de l'os; ces soupçons se sont confirmés à mesure que la tuméfaction diminuait. Dès le 12 il avait été possible, en exerçant des pressions sur la fosse sous-épineuse, en même temps que je provoquais des mouvements du bras, de faire naître une crépitation obscure d'abord, puis de plus en plus nette et qui finit par disparaître. — Le 25 septembre, trente-sept jours après la blessure, le malade obtint sa sortie. A cette époque, le moignon de l'épaule était, à sa partie postérieure et externe, totalement aplati; les faisceaux postérieurs du deltoïde, s'ils n'étaient pas complètement détruits, étaient du moins atrophiés à un tel point que la peau paraissait appliquée sur les os. Il en était de même dans la région sous-épineuse et dans toutes les parties qui avaient supporté l'action de la bombe. Les mouvements provoqués de l'articulation scapulo-humérale étaient faciles et très-peu douloureux; mais il était impossible au blessé de soulever son membre, qui restait pendant sur le côté du tronc, comme dans les cas de paralysie du deltoïde. Les mouvements de l'avant-bras et de la main s'exécutaient à l'état normal.

Cette observation me paraît remarquable à plusieurs égards. L'action du projectile, qui s'est borné à contondre fortement les parties molles de l'épaule et à fracturer l'omoplate, sans entamer les parois du thorax, est d'abord digne d'attention ; mais les suites de cette blessure sont ce qui mérite le plus d'intérêt. Un examen superficiel aurait pu faire croire que le liquide amassé sous la peau était du pus ou de la sérosité purulente ; l'état du malade, au moment de son entrée, et ce que j'appris de sa bouche, ne me permit pas de m'arrêter à cette supposition ; je restai convaincu que le liquide amassé était ou du sang ou de la sérosité, suite d'un épanchement sanguin. Aucun doute ne peut aujourd'hui subsister à cet égard; mais le liquide amassé était si abondant et la peau tellement amincie, qu'il semblait tout naturel, au lieu d'attendre une résorption qui pouvait être douteuse ou fort lente à obtenir, de lui donner issue par une ponction. Je n'ai pas cru devoir le faire ; j'ai craint, par cette opération, légère en apparence, d'exposer le blessé à des accidents sérieux. C'est en conséquence de cette idée, qu'après avoir calmé, par des cataplasmes résolutifs, les quelques symptômes inflammatoires qui existaient encore, j'ai eu recours aux vésicatoires volants répétés plusieurs fois, dont les bons effets se sont montrés avec une merveilleuse rapidité.

L'atrophie subie par les muscles des régions contuses, est encore digne d'attention ; elle indique que ces muscles avaient été désorganisés et comme broyés ; il me paraît plus que douteux qu'ils reviennent jamais à leur état normal. J'en dirai autant de la paralysie du bras, qui m'a semblé tenir à la lésion subie par le deltoïde et par le nerf circonflexe. J'aurais désiré essayer le pouvoir de l'électricité d'induction ; mais le malade, pressé de rentrer dans sa famille, ne m'en donna pas le loisir.

La non-consolidation des fractures est un accident qui s'est présenté deux fois, chez des militaires ayant subi des blessures semblables à celles des précédents malades, et placés absolument dans les mêmes conditions. En recherchant les causes de cet accident, nous avons pensé qu'il devait être imputé, beaucoup moins aux secousses et aux mouvements imprimés aux membres blessés, pendant le voyage de Crimée en France, qu'aux conditions générales désavantageuses dans lesquelles se sont trouvés placés ces malades, comme d'ailleurs tous les militaires de l'armée d'Orient.

Quoique la plupart des blessés traités dans notre service eussent conservé une bonne mine et même un certain degré d'embonpoint, il suffisait de considérer l'aspect blafard offert par le plus grand nombre des plaies, et la lenteur avec laquelle elles marchaient les premiers jours vers la cicatrisation, pour s'assurer que presque tous ces hommes étaient épuisés et présentaient une diminution profonde des forces radicales. Le régime tonique et réparateur auquel ils étaient soumis, dès leur arrivée, exerçait rapidement ses effets chez le plus grand nombre; mais il en était qui, plus profondément affaiblis, ont dû attendre leur guérison pendant plusieurs mois. Les blessés dont nous allons rapporter les observations, se trouvaient sans doute dans ce cas, puisque leur bonne mine, leur embonpoint et la régularité avec laquelle s'exerçaient toutes leurs fonctions, n'ont pu mettre sur la voie d'aucun état morbide diathésique. Je dois ajouter, pour éviter des répétitions inutiles, que ces blessés recevaient les trois quarts d'aliments, du rôti, de la salade de cresson, la portion de vin généreux, et qu'ils prenaient du vin de quinquina, à la dose de 50 à 100 grammes par jour.

Observation IX.

Fracture multiple de l'avant-bras gauche, causée par un boulet, non-consolidée au bout de deux mois. Guérison au troisième.

Ricou (Joseph), artilleur de marine, 21 ans, tempérament lymphatico-sanguin et forte constitution, blessé le 7 septembre 1855, entre à l'hôpital le 18 octobre suivant.—Atteint au membre supérieur gauche par un boulet mort, il a éprouvé une fracture de l'avant-bras, compliquée d'un gonflement considérable. La tuméfaction étant dissipée, on appliqua un bandage à fracture ordinaire, remplacé plus tard par un appareil inamovible, que portait le malade, lors de son entrée, quarante jours environ après la blessure. — Le 30 octobre, l'appareil étant enlevé, on constata que la fracture n'était pas consolidée. D'après le récit du malade, contrôlé par l'examen du membre, il y a eu fracture du cubitus à peu près à la partie moyenne, et double fracture du radius, la première un peu au-dessus du milieu de cet os, la deuxième vers son quart inférieur. Il est facile de déterminer de la mobilité, mais non de la crépitation, dans chacun de ces points. Le membre se trouvant dans de bonnes conditions, on réapplique immédiatement l'appareil. — Le 10 décembre, la consolidation était parfaite et sans aucune difformité. Le blessé sortit de l'hôpital le 14, ne conservant qu'un léger engorgement de l'avant-bras et un peu de raideur dans les articulations.

Cette observation nous intéresse, beaucoup moins par le retard apporté à la consolidation de la fracture, que par la fracture elle-même. On a pu remarquer que, chez ce malade, il existait, en même temps qu'une fracture simple du cubitus, une double fracture du radius. Or, ces doubles fractures des os longs, causées par une action directe, telle que celle qui a eu lieu chez notre malade, sont assez rares. M. Malgaigne, qui s'est livré à des recherches à cet égard, déclare qu'elles n'ont pas été suffisamment étudiées jusqu'à ce jour, et il ajoute : « En résumé, je ne sais s'il existe des cas de fractures doubles dans les diaphyses, produites par une cause indirecte, bien que je n'en veuille nullement nier la possibilité. Une cause directe agissant par une pression double, ou bien une cause directe se joignant à une cause indirecte, voilà ce qui paraît produire le plus souvent ces sortes de fractures ; mais, je le répète, la question a besoin d'un examen ultérieur [1]. »

[1] Malgaigne ; *Traité des fractures*, pag. 75.

Dans l'observation que nous venons de rapporter, il n'y a eu, en réalité, qu'un retard dans la consolidation, et la guérison a été parfaitement obtenue, par l'application prolongée de l'appareil. Il n'en est plus de même dans le cas suivant, où l'on voit que, six mois après la blessure, il n'y avait pas encore trace de consolidation.

Observation X.

Fracture simple de l'humérus gauche, causée par un éclat de bombe, non consolidée au bout de six mois.

Ottaviany, du 2e régiment de voltigeurs de la garde, 30 ans, tempérament bilioso-sanguin et jouissant en apparence d'une forte constitution, est entré à l'hôpital le 22 novembre 1855. — Atteint, le 8 septembre précédent, par un éclat de bombe au bras gauche, il a eu l'humérus fracturé à sa partie moyenne, sans plaie. Une forte ecchymose et un gonflement considérable ont suivi la blessure. Le premier appareil a été appliqué le 15 septembre; il a été laissé jusqu'au 15 octobre. A cette date, on visita le membre, et, la fracture n'étant pas consolidée, on appliqua un appareil inamovible dextriné, que le malade portait encore à son entrée, c'est-à-dire près de deux mois et demi après la blessure. L'appareil était très-solide et le malade n'accusait aucune douleur. — Le 3 décembre, on découvre le bras; la fracture n'est nullement consolidée. Le membre, légèrement amaigri, ne présente qu'un peu d'engorgement de la main; les articulations sont libres. Le lendemain, 4, on applique un appareil à attelles, qui est laissé en place jusqu'au 14 janvier 1856, en ayant seulement le soin de le serrer de temps en temps et d'assurer, d'une manière aussi complète que possible, l'immobilité du membre. — Le 14 janvier, le bras est visité de nouveau, et la consolidation est aussi peu avancée que le premier jour. La plus grande mobilité existe entre les deux fragments de l'os, qui ne donne aucune crépitation. Du reste, ni douleur ni engorgement du membre; état général des plus satisfaisants. On laisse, pendant quelques jours, le membre découvert et simplement soutenu par une écharpe, en se contentant de faire pratiquer quelques frictions avec un liniment camphré. Le 23 janvier, application d'un nouvel appareil dextriné, qui est laissé en place jusqu'au 3 mars suivant. A la levée de l'appareil, les choses sont encore dans le même état, c'est-à-dire qu'il n'y a point de consolidation. — Un autre appareil inamovible est appliqué, en attendant qu'on ait fait confectionner un brassard, pouvant permettre au blessé de se servir de son membre. On espère que cet exercice pourra être salutaire et faire naître un travail de consolidation. Il est important de noter que, depuis quelque temps, ce blessé, dont la santé paraissait être assez bonne, a singulièrement maigri; son teint est pâle, il a peu d'appétit, et, dans les premiers jours du mois de mars, il a éprouvé plusieurs accès fébriles irréguliers. — Depuis lors, je l'ai perdu de vue.

En recherchant les causes de cette absence de consolidation, nous n'avons pu reconnaître l'existence d'aucune affection diathésique capable d'en rendre compte; la seule cause que l'on puisse accuser d'y avoir contribué, c'est cet état d'atonie, de faiblesse radicale que nous avons signalé précédemment. Quant aux circonstances locales, le malade, interrogé plusieurs fois avec soin, ne signale rien autre chose qu'un gonflement ecchymotique très-considérable, survenu immédiatement après la blessure, mais qui disparut au bout de peu de jours ; par le seul emploi des applications résolutives.

Nous avons observé un troisième cas de non-consolidation, chez un militaire qui avait eu l'humérus fracturé, avec plaie, par un éclat de bombe. Cette observation sera rapportée dans le chapitre suivant ; qu'il nous suffise, pour à présent, de dire que la guérison a été obtenue, au bout de cinq mois, par l'application prolongée d'un appareil inamovible.

Des faits rapportés dans ce chapitre, nous croyons pouvoir conclure :

1° Qu'il n'est pas rare d'observer des fractures *simples* des os des membres, causées par des projectiles lancés par les bouches à feu ;

2° Que si, dans quelques circonstances, ces fractures sont dues à des boulets, à des bombes ou à des obus, frappant obliquement les parties ou arrivés à la fin de leur course, il est cependant certain que ce sont des *éclats* de bombes ou d'obus qui leur donnent le plus souvent naissance ;

3° Que ces fractures simples, bien qu'elles soient accompagnées habituellement d'un certain degré de contusion des parties molles, ne diffèrent en rien, ni par leurs symptômes, ni par leur marche, ni par leurs terminaisons, des autres fractures causées par une action directe, et qu'elles guérissent par les mêmes moyens.

CHAPITRE DEUXIÈME.

FRACTURES COMPLÈTES, PAR ARMES A FEU, COMPLIQUÉES DE PLAIES.

Les fractures des os des membres, sans plaies, sont les moins graves de toutes celles que peuvent causer les armes à feu. Par cela seul que le projectile, qui a brisé l'os, a, en même temps, déchiré ou détruit la peau et les parties molles sous-jacentes, la blessure doit être considérée comme beaucoup plus sérieuse et susceptible de se compliquer de nombreux accidents. Je n'ai pas l'intention de m'occuper ici des complications qui peuvent résulter de la commotion, de la lésion des vaisseaux ou des nerfs principaux d'un membre, etc.; je veux seulement étudier, d'après les faits qui se sont passés sous mes yeux, la marche et les terminaisons des fractures des membres, par armes à feu, compliquées de plaies ordinaires. Plusieurs cas peuvent se présenter.

Notons d'abord que les effets du projectile sont différents, selon qu'il frappe un os spongieux ou un os compacte.

Si ce projectile, que nous supposons être une balle, atteint un os court ou l'extrémité spongieuse d'un os long, ou bien il le traverse de part en part, en y faisant un canal; ou il s'y loge, en y faisant un simple trou; ou enfin, il le brise en une foule de fragments.

Si la diaphyse d'un os long est atteinte, les choses se passent différemment. Tantôt, en effet, il en résulte une fracture simple et sans esquilles ; d'autres fois, une fracture avec de petites esquilles peu nombreuses ; souvent enfin la fracture est comminutive ou en éclats, compliquée de fissures et même de destruction d'une portion plus ou moins considérable de l'os.

Si c'est un os plat et mince qui a supporté l'action du projectile, il peut être fracturé en étoile dans toute son épaisseur, ou seulement dans une de ses tables, avec ou sans enfoncement des fragments; ou bien il peut être perforé par le projectile, la fracture restant exactement circulaire ou se prolongeant en divers sens.

Un dernier cas peut enfin se montrer, c'est celui où le projectile, atteignant un os par une crête, un bord ou un angle saillant, se borne à produire une fracture *partielle* ou une sorte d'écornement, presque toujours compliqué de la présence d'esquilles.

Plusieurs de ces circonstances s'étant présentées à notre observation, nous allons les passer successivement en revue, en relatant, à mesure que l'occasion s'en présentera, les faits que nous avons recueillis. Il ne sera question, dans le présent chapitre, que des fractures *complètes*, c'est-à-dire de celles où le cylindre osseux a été rompu en totalité. Nous étudierons successivement les fractures *nettes* ou *sans esquilles*, et celles qui sont *comminutives* ou *avec esquilles*.

ARTICLE Ier.

FRACTURES NETTES OU SANS ESQUILLES.

Les mêmes causes qui donnent naissance aux fractures étudiées dans le précédent chapitre, peuvent occasionner celles qui vont maintenant nous occuper. Il suffit que le corps vulnérant possède une plus grande force d'impulsion, ou qu'il atteigne une partie moins efficacement protégée par les vêtements, pour que la solution de continuité osseuse se complique de plaie de la peau et des tissus sous-jacents.

Les fractures *nettes* des os des membres paraissent avoir été assez rarement observées, dans les cas de plaies par armes à feu. Cependant les auteurs en rapportent quelques rares exemples, qui prouvent que la possibilité d'une guérison facile, après ces blessures, n'est pas une chose absolument nouvelle. Tout le monde connaît l'observation remarquable du général Rapp, aide-de-camp de l'empereur Napoléon, qui, ayant reçu un coup de fusil au bras gauche, eut l'humérus cassé en travers, à sa partie moyenne inférieure, sans éclats ni esquilles, et guérit de cette fracture, aussi facilement et aussi promptement que si elle eût été simple, c'est-à-dire sans plaie. Boyer, qui rapporte cette observation [1] reproduite

[1] Boyer; *Traité des maladies chirurgicales*, cinquième édition, tom. I. pag. 155.

par la plupart de ses successeurs, a le soin de dire qu'il est extrêmement rare qu'une balle fracture un os long en travers ou obliquement, sans détacher des esquilles.

M. Baudens constate également cette rareté des fractures qui nous occupent. « Une seule fois, dit-il, j'ai trouvé un os long fracturé simplement par une balle ; c'était le fémur, et *il n'y avait qu'une seule esquille longue de six lignes*. L'esquille fut extraite et la conservation du membre fut tentée, mais sans succès ; il est probable que, dans ce cas, le plomb ayant agi obliquement à la surface du corps de l'os, avait glissé, après lui avoir imprimé un violent choc latéral.» Cette explication nous paraît très-rationnelle et elle peut être applicable aux blessés de nos observations XIII et XIV. Mais les choses ne se passent pas toujours ainsi, et, dans d'autres cas, la fracture étant causée par un éclat de bombe, la solution de continuité de l'os est produite par une action contondante directe.

Quoi qu'il en soit de la manière dont il convient d'expliquer ce genre de lésions, il n'en est pas moins certain que ces blessures sont peu communes ; il y a donc utilité à faire connaître de nouveaux faits en ce genre. Les observations que nous avons recueillies sont au nombre de quatre : une d'elles est relative à l'humérus, les trois autres sont des exemples de fracture nette du fémur. Dans tous ces cas, la guérison a été obtenue sans accidents et avec conservation des usages du membre. Deux fois, la blessure avait été occasionnée par un éclat de bombe ; tandis que, chez les deux autres malades, la fracture était due à une balle. Cette différence dans la nature du corps vulnérant, a une importance réelle. Il nous a paru en effet que, chez les deux blessés de la première catégorie, la solution de continuité de l'os avait moins de gravité relative, parce qu'elle n'était pas en communication directe avec la plaie ; tandis que, chez les derniers, la plaie étant plus profonde et mettant le foyer de la fracture en communication avec l'air, les dangers étaient plus grands.

Observation XI.

Fracture nette de l'humérus droit, avec plaie, causée par un éclat de bombe ; non-consolidation au bout de quatre mois. Guérison au cinquième mois.

Girondel (François), du 32e de ligne, 23 ans, blessé le 15 août 1855, est entré à l'hôpital le 23 septembre suivant. — Il a été atteint, au bras droit, par un éclat de bombe, qui a occasionné une fracture de l'humérus vers la partie moyenne, avec plaie contuse à la face postéro-interne du membre. — A son entrée, la fracture est trouvée maintenue par un appareil inamovible fenêtré. La plaie, en voie de cicatrisation, ne donne qu'une suppuration peu abondante. L'état général du malade paraît excellent ; il ne présente aucun signe de scorbut, et ne semble être sous l'influence d'aucune diathèse ; il est d'un tempérament sanguin, et toutes ses fonctions s'exécutent très-bien. — Le 28, la plaie étant à peu près cicatrisée, on visite le membre fracturé ; on constate que la fracture, dont le siége est vers la partie moyenne de l'humérus, n'est point encore consolidée ; un appareil ordinaire à attelles est appliqué. — Le 2 octobre, on se trouve dans l'obligation d'enlever cet appareil, pour panser la plaie, qui occasionne de la douleur et que l'on trouve un peu agrandie et d'une couleur blafarde. L'appareil est réappliqué, mais de façon à permettre de panser journellement la plaie avec le vin aromatique. — Du 2 au 15 octobre, on renouvelle deux fois l'appareil, que la présence de la plaie oblige à laisser fort lâche; la fracture ne se consolide pas encore, bien qu'elle offre moins de mobilité; les deux fragments de l'os ont une grande tendance à se réunir en formant un angle à saillie externe. — Le 25, la plaie étant tout à fait cicatrisée, on applique un appareil inamovible, qui est laissé en place pendant plus d'un mois. A la levée de cet appareil, dans les derniers jours de novembre, la fracture est trouvée dans le même état, c'est-à-dire non-consolidée. On applique un nouvel appareil inamovible, que le malade garde jusqu'au 10 janvier 1856. A cette époque, la consolidation s'est enfin opérée d'une manière complète et très-régulière, malgré la tendance qu'avait l'os fracturé à former une saillie anguleuse. Il avait été nécessaire, pour combattre cette tendance, d'appliquer sur le côté externe du membre des attelles immédiates, en bois, destinées à effacer la saillie des fragments. — Le 15 janvier, la guérison est complète, et le malade sort de l'hôpital, ayant recouvré la presque intégrité des mouvements de son membre qui est à peine amaigri.

Tout en admettant que les privations auxquelles le blessé avait été soumis pendant la campagne de Crimée, ont pu et ont même dû exercer une certaine influence sur le retard de la consolidation, il nous paraît probable que la présence d'une plaie qui, dans les premiers jours, s'est opposée à l'application d'un appareil à fracture, puis a nécessité son renouvellement fréquent, est la cause principale de ce retard. Quoi qu'il en soit, le résultat obtenu a été on ne peut plus satisfaisant, puisque le membre a recouvré et sa conformation normale et ses usages.

L'observation suivante, bien que différant de celle que nous venons de rapporter, par le siége de la blessure et par sa consolidation dans le temps ordinaire, lui ressemble cependant à plusieurs égards : dans l'un comme dans l'autre cas, la fracture a été causée par un éclat de bombe, et la plaie paraissait être sans communication avec le foyer de la fracture.

Observation XII.

Fracture nette du corps du fémur, avec plaie, causée par un éclat de bombe. Guérison sans accidents.

Lebon, fusilier au 82e de ligne, 25 ans, a été blessé, le 8 juin 1855, à la cuisse gauche, par un éclat de bombe, qui a occasionné une plaie contuse compliquée de fracture du fémur. La plaie paraît avoir été sans communication avec le foyer de la fracture, et il n'est sorti aucun fragment osseux; un appareil à extension continue fut appliqué presque immédiatement. Parti de Crimée neuf jours après sa blessure, le malade arriva à Constantinople le 19 juin, et séjourna dans les hôpitaux de cette ville pendant près de deux mois; le bandage à fracture fut maintenu durant cinquante-cinq jours. — Lors de l'arrivée du blessé à Montpellier, le 22 août, il existait encore une petite plaie, à la hauteur du tiers inférieur et sur la face postéro-externe de la cuisse; elle ne tarda pas à se cicatriser. On constata alors qu'il existait, vers la jonction du tiers inférieur avec les deux tiers supérieurs du fémur, une difformité constituée par une consolidation de la fracture, avec chevauchement du fragment supérieur en avant de l'inférieur; le cal était solide et volumineux; il existait un raccourcissement de près de quatre centimètres. Le blessé marchait avec une certaine peine et avec une claudication assez prononcée; le membre fracturé était un peu amaigri. Il sortit le 29 août.

Les deux observations suivantes, qui offrent des exemples de fractures du fémur, par coup de feu, à la partie moyenne, nous paraissent dignes de toute l'attention des chirurgiens.

Observation XIII.

Fracture nette du fémur, à sa partie moyenne, causée par une balle qui a traversé la cuisse de part en part. Guérison sans accidents.

Cador, soldat aux tirailleurs algériens, jeune arabe âgé de 25 ans environ, entré à l'hôpital de Montpellier le 18 août 1855, a été blessé le 7 juin précédent, par une balle, qui, l'atteignant à la cuisse gauche, a fracturé le fémur correspondant, à peu près à sa partie moyenne. Le projectile, pénétrant en arrière, à la hauteur du tiers supérieur de la cuisse, est venu ressortir en avant, à la hauteur du tiers inférieur; il a donc traversé le membre très-obliquement de haut en bas et d'arrière en avant; ce qui s'explique par cette circonstance, que ce soldat avait la jambe levée au moment où il a reçu sa blessure. Le malade rapporte qu'une hémorrhagie assez abondante et de longue durée fut la suite immédiate de la blessure; un bandage à fracture fut appliqué aussitôt après qu'on se fut rendu maître du sang: aucun accident ne survint. La plaie de sortie fut cicatrisée au bout de quinze jours; celle d'entrée après un mois seulement; aucune esquille osseuse n'était sortie par l'une ou l'autre plaie. Le bandage à fracture a été laissé en place pendant quarante-quatre jours seulement, au bout desquels la consolidation était opérée. — Lors de l'entrée du malade, nous constatons que la guérison est parfaite; les plaies sont tout à fait cicatrisées. Le cal, qui indique le lieu de la fracture, est situé à peu près à la partie moyenne de l'os; il est volumineux, mais non difforme; le membre conserve sa direction normale; il y a un raccourcissement d'environ trois centimètres; le membre est légèrement amaigri; il n'y a aucune douleur, et le blessé marche sans peine mais avec claudication. Sorti le 20 août.

Observation XIV.

Fracture nette du fémur, à sa partie moyenne, causée par une balle qui est restée perdue dans la cuisse. Extraction tardive du corps étranger. Guérison sans accidents.

Abdallah-ben-Oulcher, soldat aux tirailleurs algériens, 23 ans, blessé le 7 juin 1855, est entré à l'hôpital le 22 août suivant, portant les traces d'une fracture du fémur droit, à sa partie moyenne, causée par une balle qui, pénétrant par la face postérieure du membre, est restée logée dans les chairs, après avoir brisé l'os. Quelques accidents inflammatoires paraissent avoir suivi la blessure; celle-ci a suppuré pendant quelque temps, puis un bandage à fracture a été appliqué, et lorsque la consolidation a été obtenue, le blessé a été renvoyé en France. Il assure qu'aucune esquille osseuse n'est sortie ou n'a été extraite de la blessure. — A son entrée, le 22 août, nous constatons que la consolidation de la fracture est complète et sans difformité bien sensible à l'œil; le toucher fait reconnaître, un peu au-dessous de la partie moyenne du fémur, le lieu de la fracture, qui est marqué par un cal assez volumineux; les fragments se sont réunis avec un léger chevauchement du fragment inférieur en dedans de l'axe du membre et du supérieur en dehors. Il existe un raccourcissement d'environ trois centimètres. Le blessé peut se servir de son membre, mais il marche avec claudication. En palpant la cuisse dans tous les sens, on reconnaît la présence d'un corps étranger qui est sans doute la balle; il est logé assez profondément, à la hauteur du tiers inférieur et sur le côté antéro-interne du membre.

Le 30 août, ce corps étranger causant de la douleur et de la gêne, la peau présentant une légère rougeur, et la balle semblant devenir plus superficielle, M. le docteur Goffres procède à son extraction, par des incisions successives et ménagées. La balle est située plus profondément encore qu'il ne paraissait au premier abord; elle adhère aux fibres musculaires du triceps, au milieu desquelles elle est logée, et son extraction est assez difficile; elle est cependant opérée heureusement. C'est une balle conique, qui s'est aplatie sur l'os contre lequel elle était appliquée. Malgré quelques légers accidents inflammatoires qui suivent cette opération, la cicatrisation de la plaie est complète à la fin du mois. Sorti le 30 septembre.

L'opinion des auteurs a varié et varie encore, touchant la conduite qu'il convient de tenir, dans les cas de plaies des membres par armes à feu, compliquées de fracture des os principaux. Pour les uns, en effet, il est permis de tenter la conservation du membre, lorsque les désordres ne sont pas extrêmes, sauf à amputer consécutivement, si les circonstances l'exigent; tandis que, pour les autres, l'amputation primitive ou immédiate est de rigueur. Le tort des partisans de chacune de ces opinions, est d'être également exclusifs et de ne pas suffisamment distinguer les circonstances particulières qui, dans tel cas donné, doivent diriger la conduite du chirurgien.

La considération du degré de la lésion osseuse est sans contredit la première de ces circonstances. Une fracture *nette*, sans esquilles, et une fracture *comminutive*, n'offrant pas une égale gravité, ne peuvent évidemment réclamer les mêmes moyens. Cette distinction a été faite par plusieurs auteurs et en particulier par Dupuytren, qui s'exprime ainsi : « Lorsqu'une balle a fracturé le corps d'un os long, que, par un hasard très-heureux, cet os n'a pas été fracturé d'une manière comminutive, cette fracture doit être traitée comme le sont les fractures ordinaires et compliquées de plaie, en ayant le soin d'empêcher autant que possible le contact de l'air. Mais quand un os a été brisé en éclats, la plaie devient très-grave, et elle est très-souvent mortelle [1]. »

Il semble que cette distinction, basée sur l'observation des faits, devrait être acceptée sans contestation, il n'en est rien cependant; et, ainsi que nous le verrons plus bas, il est des chirurgiens qui posent comme une règle générale, que toute fracture du fémur, par coup de feu, exige l'amputation immédiate. Pour nous,

[1] Dupuytren; *Traité des blessures par armes de guerre*, tom. I, pag. 468.

dont l'expérience est peu étendue touchant les fractures vraiment *comminutives* des membres, si nous nous rangeons volontiers à l'opinion des chirurgiens qui veulent qu'en pareil cas on ampute immédiatement, nous croyons avoir le droit de soutenir le principe de la conservation, dans les cas semblables à ceux que nous avons rapportés.

Les cas intermédiaires sont les plus embarrassants. Que faut-il faire, en effet, si la lésion osseuse consiste en une fracture compliquée de la présence d'un petit nombre d'esquilles? Il nous semble que, dans ce dernier cas, on ne peut poser ni suivre aucune règle absolue. L'examen de l'état général du blessé et de l'état du membre; la grandeur de la plaie; le nombre et le volume des esquilles; la facilité plus ou moins grande qu'on peut avoir à les extraire; l'existence ou l'absence d'hémorrhagie et d'autres complications : telles sont les particularités qui doivent déterminer le chirurgien à conserver ou à amputer le membre; il faut y ajouter l'appréciation des circonstances dans lesquelles a été reçue la blessure, la facilité plus ou moins grande du transport, etc.

Ces considérations, quelque importantes qu'elles soient, ne sont pas toujours suffisantes pour déterminer la conduite à suivre. Il faut encore tenir compte du siége de la blessure. La gravité des coups de feu est en effet très-différente, suivant que c'est le membre thoracique ou le membre pelvien qui a été brisé, et selon que la fracture existe dans telle ou telle section de membre.

Les blessures du membre thoracique étant généralement moins graves que celles du membre inférieur, on peut avec plus de raison espérer de conserver le premier que le second. Le moindre volume de ce membre et la plus grande facilité qu'on a de le panser et de le soutenir convenablement, sont les raisons principales de cette préférence. Il faut ajouter qu'il est plus facile, au membre supérieur qu'au membre inférieur, de régulariser la blessure, en enlevant toutes les esquilles, ou en réséquant des portions plus ou moins étendues des os. L'opinion des auteurs est à peu près unanime à cet égard, et M. Baudens la résume de la manière la moins douteuse : « Dans la première hypothèse, dit-il (lorsque c'est le membre thoracique qui a été brisé), j'ai acquis la conviction que, dans la plupart des cas qui semblent réclamer impérieusement l'amputation, on pourra s'en dispenser, si l'on a la hardiesse de dilater largement les plaies, pour atteindre au siége de la solution de continuité, afin d'extraire scrupuleusement toutes les esquilles mobiles, et de réséquer au besoin les extrémités fracturées du corps des os, ou bien leurs têtes articulaires, quand elles ont été brisées. En agissant ainsi, on rend la plaie simple, de compliquée qu'elle était, et, à l'aide d'un appareil légèrement contentif, on obtient des cures radicales [1]. »

C'est surtout en ce qui concerne les fractures de la cuisse, par coup de feu, que le désaccord règne entre les chirurgiens ; non pas, il est vrai, pour les fractures réellement *comminutives*, sur le traitement desquelles il y a peu de doutes, mais pour celles qui sont *nettes*, ou simplement *avec esquilles*. M. Baudens, qui est un des plus chauds partisans de l'amputation, dit en propres termes que : « De toutes les fractures par armes à feu, celle qui réclame le plus impérieusement l'amputation est sans contredit la fracture du fémur, » et il ajoute, à deux reprises différentes, que : « *Toute fracture de cet os, par coup de feu, exige l'amputation immédiate* [2]. »

Sur soixante fractures de cuisse déterminées par des balles, qui ont été observées par ce chirurgien, à l'exception d'une seule fois, la fracture était toujours comminutive. Quinze de ces blessés ont subi l'amputation immédiate, et treize ont guéri. Vingt autres, amputés consécutivement, n'ont fourni que quatre succès ; et les vingt-cinq chez lesquels on avait tenté, avec obstination, la conservation du membre, après avoir extrait ou replacé les esquilles, ont tous succombé, après trois ou quatre mois, si ce n'est deux, qui ont conservé un membre

[1] Baudens ; *Clinique des plaies d'armes à feu*, pag. 452.

[2] *Ibid.*, pag. 460 et 482.

difforme et impropre à remplir ses fonctions. Le même auteur fait remarquer que, dans les rares cas où les blessés ont échappé aux nombreux et graves accidents qui accompagnent presque inévitablement ces sortes de blessures, ils conservent, pendant toute leur vie, des fistules avec issue, de temps à autre, de pièces d'os nécrosées. Les douleurs, d'après lui, sont d'ailleurs de tous les instants ; le membre est inhabile à remplir ses fonctions, et souvent, après dix années de souffrances, le malade réclame lui-même l'amputation.

Tout cela peut être exact pour les fractures *comminutives*, les seules qu'ait observées M. Baudens ; mais il n'en est pas de même, quand on a affaire à des fractures *nettes*. Le *degré* de la blessure doit donc, dans les fractures du fémur, comme dans celles des autres os, être la pierre de touche du traitement. Il faut aussi prendre en considération la hauteur à laquelle siége la lésion, car il est certain que, toutes choses égales d'ailleurs, ces fractures sont d'autant plus graves qu'elles occupent un point plus élevé du fémur. C'est ainsi que la plupart des chirurgiens français sont d'accord sur ce point, que l'amputation coxo-fémorale doit être pratiquée immédiatement, dans les plaies avec fracture de la partie supérieure du fémur ; Ribes, Percy, Larrey père ont donné ce précepte. Mais dans les cas de fracture de l'épiphyse supérieure, il en est, et Larrey est de ce nombre, qui conseillent la conservation, toutes les fois qu'elle peut être raisonnablement tentée. Un chirurgien militaire distingué, M. Legouest, professeur agrégé au Val-de-Grâce, dans un mémoire sur la désarticulation coxo-fémorale, présenté à la Société de chirurgie, s'est déclaré partisan de cette opinion. L'auteur, appréciant surtout les indications de l'amputation, dans les plaies par armes à feu de la partie supérieure de la cuisse, avec fracture du fémur vers son col, conclut, de faits assez nombreux, qu'il est préférable de s'abstenir, et que l'expectation a sauvé beaucoup plus de malades que l'amputation, soit primitive, soit consécutive. Il fait surtout ressortir les dangers extrêmes de l'amputation immédiate [1].

Mais il est essentiel de savoir si la nécessité de l'amputation, dans les fractures par armes à feu de la diaphyse du fémur, est aussi réelle que le dit M. Baudens. Voici, à cet égard, des renseignements importants que nous empruntons à M. Hutin :

En 1831, dit ce chirurgien, Ribes avait affirmé que si, dans ce genre de lésions, on ne recourait pas promptement à l'amputation, les malades succombaient toujours, et que, dans une visite minutieuse qu'il avait faite à l'hôtel des Invalides, il n'avait pas trouvé un seul homme qui eût survécu à de semblables blessures, en conservant le membre intéressé, ni un seul cuissart qui

[1] *Gazette des hôpitaux*, 1854, N° 131, pag. 524.

eût eu la cuisse coupée, par suite de la fracture du milieu du fémur. M. Hutin a repris les recherches de Ribes, et il est arrivé à des résultats tout différents.

Sur 4,370 invalides, il a rencontré : d'un côté, 143 cuissarts et 230 amputés de la jambe ; de l'autre, 63 individus ayant guéri sans amputation de fractures de la cuisse par coup de feu, et 76 ayant également guéri, sans amputation, de fractures analogues de la jambe. Rapprochant ces données les unes des autres, en tenant compte de la hauteur à laquelle ont eu lieu les diverses lésions, M. Hutin établit le tableau comparatif suivant :

1° Fractures par coup de feu *au milieu de la cuisse :* 5 hommes amputés, et 20 guéris sans amputation ;

Id. au-dessous du milieu : 16 amputés, et 19 guéris sans amputation ;

Id. au-dessus du milieu : pas d'amputés, et 24 guéris sans amputation.

2° Fractures par coup de feu de la jambe, *au milieu :* 12 amputés et 22 guéris sans amputation ;

Id. au-dessus du milieu : 6 amputés, et 20 guéris sans amputation ;

Id. au-dessous du milieu : 64 amputés, et 34 guéris sans amputation.

M. Hutin ne veut pas qu'on lui suppose la pensée que les fractures dont il s'agit sont moins graves qu'elles ne sont en réalité ; il les considère, au contraire, comme toujours extrêmement redoutables. « J'ai seulement voulu faire voir, dit-il, qu'elles ne sont pas nécessairement mortelles, quand on ne sacrifie pas les membres, ainsi qu'on l'a avancé [1]. »

Il nous paraît résulter, bien évidemment, de la discussion à laquelle nous venons de nous livrer, de même que de nos observations, que l'on tomberait dans une fâcheuse exagération, si l'on amputait la cuisse indistinctement dans tous les cas de fracture du fémur, par coup de feu. Cette opération doit être réservée pour les cas où la fracture est comminutive, et dans lesquels la conservation du membre est jugée impossible.

Les mêmes remarques sont à plus forte raison applicables aux fractures de la jambe, qui sont généralement reconnues comme moins graves que celles de la cuisse. On peut surtout espérer la guérison des jambes ainsi fracturées, lorsqu'un seul os, le tibia ou le péroné, est atteint. Néanmoins, il est d'observation que ces blessures guérissent moins bien que celles du membre supérieur.

Il ne nous a pas été donné d'observer des fractures *nettes* du tibia ou du péroné, mais nous avons traité deux blessés en voie de guérison, après des fractures du tibia, compliquées de la présence d'esquilles. Ces faits, comme ceux du même genre, observés sur d'autres portions du squelette des membres, seront rapportés dans l'article suivant.

[1] *Gazette des hôpitaux*, N° 100, pag. 400, année 1854.

Pour résumer en quelques lignes le contenu de cet article, nous dirons :

1° Qu'il n'est pas exact d'affirmer, comme M. Baudens, que « les fractures des os longs provenant de coups de feu, sont *toujours* accompagnées d'un grand nombre d'esquilles. » Nos observations montrent au contraire que les fractures *nettes* des os longs, compliquant les plaies par armes à feu, ne sont pas extrêmement rares. Ce n'est que par une statistique exacte des blessés reçus dans les ambulances, que l'on pourra déterminer leur degré de fréquence relative.

2° Les observations que nous avons citées montrent encore que ces blessures peuvent guérir aussi facilement que des fractures simples, et elles nous autorisent à repousser, comme beaucoup trop absolu, le précepte d'amputer immédiatement, dans *tous les cas* de fracture de la jambe ou de la cuisse, par coup de feu.

ARTICLE II.

FRACTURES COMMINUTIVES OU AVEC ESQUILLES.

Si nous avons tâché de prouver que les fractures des os des membres, causées par des coups de feu, peuvent être *nettes,* c'est-à-dire *sans esquilles*, nous sommes loin d'ignorer que ce n'est pas habituellement ainsi que les choses se passent; le plus souvent, au contraire, ces fractures sont accompagnées d'esquilles plus ou moins nombreuses, plus ou moins adhérentes, et d'un volume plus ou moins considérable. Cette complication, quelque fâcheuse qu'elle soit, n'est pas toujours un obstacle à la guérison, et nous avons vu assez souvent des blessés porteurs de ces sortes de lésions, obtenir une guérison solide, après élimination d'un nombre variable d'esquilles osseuses.

C'est avec raison que Dupuytren, étudiant les accidents locaux des plaies produites par des balles qui ont fracassé les os, s'est occupé spécialement des esquilles. Ces débris osseux, faisant office de corps étrangers, provoquent ou entretiennent les phénomènes inflammatoires qui rendent ces sortes de blessures si graves. En admettant trois espèces d'esquilles, en les divisant en *primitives*, *secondaires* et *tertiaires*, et en signalant la manière dont elles se comportent au sein de nos tissus, ce chirurgien a, sans doute, rendu un service à la pathologie. Toutefois, il ne faudrait pas, ce nous semble, prendre trop à la lettre ces divisions, excellentes en théorie, mais qu'il n'est pas toujours facile de vérifier dans la pratique. C'est ainsi que les accidents produits par les esquilles primitives restées dans la profondeur d'une plaie, soit par la négligence du chirurgien, soit parce qu'on n'a pu les extraire, ressemblent singulièrement à ceux que font naître les esquilles secondaires; de même, les effets de ces dernières, quand leur élimination est tardive, diffèrent peu de ceux qui sont provoqués par les esquilles tertiaires.

Il nous semble donc, qu'au point de vue pratique, on pourrait distinguer les esquilles en deux classes seulement : 1° celles qui, étant produites mécaniquement par le coup de feu, ont, dès ce moment, perdu leurs droits à la vie et doivent être extraites par le chirurgien, ou expulsées spontanément, à une époque plus ou moins rapprochée de la blessure ; 2° celles qui, résultant de la contusion des os par le projectile, dans les parties qui entourent la fracture, sont éliminées à la suite d'un travail médicateur ayant pour but de séparer les portions osseuses nécrosées de celles qui vivent encore. Ma première division comprend les esquilles primitives et secondaires de Dupuytren; la seconde se rapporte aux esquilles tertiaires du même auteur.

C'est d'après ce principe que j'ai groupé et étudié les cas de fractures comminutives ou avec esquilles que j'ai observés.

Les règles données par Dupuytren, relativement à la conduite qu'il faut tenir pour l'extraction des esquilles *secondaires* encore adhérentes, ne sont pas non plus inattaquables. La prudence veut sans doute que, si l'on ne peut les extraire sans courir le risque de faire naître ou de renouveler une hémorrhagie grave, on s'abstienne de recherches qui seraient dangereuses; mais, à part ce cas, il est d'une bonne pratique de retirer immédiatement toutes les esquilles mobiles, sans attendre qu'elles aient été détachées par la suppuration. M. Baudens nous paraît avoir bien montré l'avantage qu'il y a, pour le blessé, à extraire de suite « toutes les esquilles mobiles du corps des os longs, qu'elles soient libres ou adhérentes, parce qu'en effet, les portions adhérentes finissent par devenir libres et entretiennent des trajets fistuleux qui ne guérissent qu'après leur extraction. » En retardant, on évite, sans doute, quelques douleurs immédiates au blessé; mais on lui prépare une source de souffrances qui ne peuvent avoir de terme qu'avec l'issue de tous ces corps étrangers.

Il est bien vrai que, dans certaines circonstances, la nature isole les esquilles restées au milieu des chairs, ou les englobe dans un cal volumineux; mais, à la longue, elles finissent par signaler leur présence, en causant de vives douleurs ou de longues suppurations.

Il nous paraît incontestable que toutes les fractures par armes à feu, compliquées de la présence d'esquilles, ne présentent pas une égale gravité. Dans les unes, en effet, il n'y a que de petits fragments osseux, libres ou adhérents, qui sont facilement expulsés et qui ne s'opposent pas à une consolidation prompte et régulière. Dans les autres, au contraire, les fragments osseux sont plus volumineux, plus étendus, et les extrémités osseuses doivent presque nécessairement subir un travail d'élimination, avant que la guérison soit possible.

Ces dernières seules me sembleraient mériter le nom de fractures *comminutives ;* je donnerais volontiers aux autres celui de fractures *esquilleuses*.

Je ne possède pas des faits en nombre suffisant pour établir cliniquement cette distinction; mais je montrerai que, parmi les fractures par armes à feu, dites *comminutives*, il en est qui guérissent bientôt, après issue d'esquilles primitives ou secondaires; tandis que d'autres ne se consolident tardivement qu'après élimination d'esquilles tertiaires. Ce sera un commencement de démonstration de la proposition que je viens d'émettre.

§ 1. *Fractures comminutives consolidées après issue d'esquilles primitives.*

Les cinq observations qui vont suivre nous offrent des exemples remarquables de fractures complètes, par armes à feu, se rapportant à cette première catégorie.

Observation XV.

Fracture comminutive de l'humérus, causée par un éclat de bombe; issue d'esquilles primitives. Guérison sans accidents.

Kintz (Louis), du 13e d'artillerie, atteint le 7 juin 1855, par un éclat de bombe, au bras droit, a éprouvé une fracture de l'humérus à son tiers supérieur, compliquée d'une large plaie. Des esquilles nombreuses ont été extraites ou sont sorties de la blessure, dans les premiers jours qui ont suivi celle-ci. Aucun accident sérieux n'est survenu; la cicatrisation de la plaie a marché régulièrement et la consolidation de l'os s'est effectuée peu à peu. A son entrée, le 26 août 1855, deux mois et demi après la blessure, nous constatons que la cicatrisation de la plaie est solide et la consolidation de la fracture parfaite. Il y avait à peine une légère difformité, et les usages du membre étaient conservés. Ce blessé sort de l'hôpital le 29.

Quoique cette observation soit assez incomplète, elle a cependant une certaine valeur, au point de vue du résultat: il n'est pas douteux que la fracture ait été compliquée d'esquilles, et cependant le blessé a parfaitement guéri. Le fait suivant, qui est plus complet, montrera que, malgré de nombreuses et graves complications, la guérison est encore possible.

Observation XVI.

Fracture comminutive de l'humérus, causée par un biscaïen; issue d'esquilles primitives; pourriture d'hôpital. Guérison.

Galmiche (Claude), du 42ᵉ de ligne, 34 ans, blessé le 8 septembre 1855, est entré à l'hôpital le 22 novembre suivant. — La blessure de ce militaire, occasionnée par un biscaïen, siégeait à la partie antérieure et moyenne du bras droit. L'humérus avait été fracturé en esquilles, puisque, pendant plusieurs jours, on retira de la plaie, qui était fort large et mâchée, des fragments osseux d'un petit volume. Des phénomènes inflammatoires assez graves paraissent avoir eu lieu; ce ne fut qu'au bout d'un mois, alors que la plaie était en voie de cicatrisation, que l'on appliqua un appareil inamovible fenêtré, que le malade portait encore, lors de son entrée à l'hôpital, deux mois et demi après la blessure. A cette époque, la plaie offrait une largeur d'environ 4 centimètres et présentait un aspect peu satisfaisant; sa couleur était grisâtre et elle donnait une suppuration sanieuse. L'état général du blessé paraissait cependant assez bon; ses fonctions digestives s'exécutaient régulièrement, et il n'éprouvait, dans le membre blessé, d'autre douleur que celle qu'occasionnait la plaie. — Le 26, on se décide à enlever l'appareil. La fracture est trouvée consolidée, quoique le cal soit très-volumineux et encore peu résistant. La conformation du membre est loin d'être régulière, attendu que les deux segments de l'humérus se sont consolidés en formant un angle légèrement saillant en arrière.— Le 28, la plaie a revêtu l'aspect de la pourriture d'hôpital (cautérisation avec le fer rouge). Le 1er décembre, les escarres commencent à se détacher et la plaie à prendre un meilleur aspect. La guérison est complète dans les premiers jours du mois de janvier 1856, où le malade obtient sa sortie de l'hôpital. A cette époque, l'articulation du coude avait recouvré une grande partie de ses mouvements. Toutefois, l'extension de l'avant-bras sur le bras était gênée par la cicatrice, qui faisait adhérer le biceps, détruit dans une certaine partie de son étendue, à la peau. Quant à l'humérus, il avait recouvré toute sa solidité, et, en somme, le résultat obtenu pouvait être regardé comme très-avantageux.

Observation XVII.

Fracture comminutive du radius, causée par un biscaïen; issue d'esquilles primitives. Guérison sans accidents.

Marc Boube, du 91e de ligne, est entré à l'hôpital le 22 novembre 1855. La blessure qui a motivé son retour en France date du 8 septembre. Atteint, à l'avant-bras, gauche par un biscaïen, il a éprouvé une large plaie compliquée de fracture du radius. De nombreuses esquilles primitives ont été extraites de la blessure ou sont sorties spontanément. Aucun accident ne paraît être venu entraver la marche de la cicatrisation. — Lors de l'entrée du blessé, nous constatons que la plaie est cicatrisée et la fracture consolidée, sans déformation bien marquée du membre. Le cal, encore un peu volumineux et adhérent à la cicatrice, siége à la partie moyenne de l'avant-bras. Les mouvements de pronation et de supination s'exercent presque à l'état normal. Il sort le 28 novembre.

Observation XVIII.

Fracture comminutive du tibia, causée par un éclat de bombe; issue d'esquilles primitives. Guérison sans accidents.

Denarrat (Pierre), du 98e de ligne, 27 ans, blessé le 18 août 1855, est entré à l'hôpital le 22 novembre et en est sorti le 17 décembre suivant. — Blessé aux deux jambes par un même éclat de bombe, il nous présente, à son entrée, des plaies presque entièrement cicatrisées. A droite, la blessure n'a intéressé que les parties molles et est à peu près guérie; mais, à la jambe gauche, on trouve, à la partie antérieure et moyenne, une cicatrice étendue avec une plaie étroite. — Nous constatons que le tibia gauche a été fracturé complètement et dans une direction oblique de haut en bas et de dehors en dedans. Cette fracture est aujourd'hui consolidée avec une très-légère difformité et sans raccourcissement marqué. Il est sorti spontanément de la plaie ou on a extrait plusieurs esquilles osseuses. — Le 1er décembre, la plaie était complètement cicatrisée et la cicatrice adhérente au cal; celui-ci était assez volumineux, mais le malade n'y ressentait aucune douleur. Les usages du membre étaient parfaitement conservés, et ce militaire marchait en s'aidant d'un simple bâton.

Observation XIX.

Fracture comminutive du tibia, causée par un éclat de bombe; issue d'esquilles primitives et secondaires. Guérison.

Lagarde (Pierre), du 20e de ligne, 26 ans, blessé le 10 août 1855, est entré à l'hôpital le 22 novembre suivant. Atteint par un éclat de bombe à la partie moyenne de la jambe gauche, il a offert une large plaie compliquée de fracture comminutive du tibia. La cicatrisation de la plaie a été longue à s'effectuer; elle a été entravée par de nombreux accidents, dus surtout à la présence d'esquilles d'un petit volume qui se montraient incessamment. — A son entrée à l'hôpital, la fracture est consolidée; la difformité est même peu prononcée, car il n'y a qu'une légère déviation en dehors de l'extrémité inférieure de l'os. La plaie est presque cicatrisée; il n'y a qu'un trajet fistuleux étroit, au fond duquel on sent la présence d'une esquille qui est extraite immédiatement : point de douleur; les usages du membre commencent à revenir. — Les jours suivants, une ulcération superficielle se forme au centre de la cicatrice; elle reste ouverte pendant plusieurs jours, et se ferme enfin après l'issue d'une autre petite esquille. Le blessé sort guéri au commencement du mois de mars 1856, après avoir été atteint d'une adénite inguinale gauche suppurée, suivie d'un engorgement du genou du même côté.

Nous croyons pouvoir nous dispenser de faire ressortir l'importance des observations qui précèdent, elles sont toutes également remarquables par le résultat obtenu; il est certain en effet que, si l'on peut regretter le défaut de détails suffisants sur la nature et la marche des accidents primitifs de ces blessures, on ne peut contester ni la nature de la lésion, suffisamment caractérisée par l'issue de nombreuses esquilles, ni la certitude de la guérison constatée au bout d'un temps suffisant.

Notre travail étant surtout destiné à mettre en lumière les conséquences des lésions osseuses causées par les armes à feu, il doit nous suffire de constater :

Que les fractures dites *comminutives* des os des membres, bien plus communes que les fractures nettes des mêmes os, peuvent guérir assez rapidement, quand il n'existe que des esquilles *primitives*. L'amputation immédiate ne doit donc pas être toujours mise en usage dans les blessures de ce genre, lors même qu'elles siégent à la jambe.

§ 2. *Fractures comminutives consolidées après issue d'esquilles consécutives.*

Les blessures qui vont nous occuper étant nécessairement plus graves que celles dont il a été question jusqu'ici, nous n'avons pas eu occasion de les observer sur les os principaux des membres.

Toutes nos observations se rapportent à des os d'un moindre volume, tels que le radius, la clavicule et l'omoplate.

Ce qui confirme la gravité de ces fractures vraiment

comminutives ou en éclats, et les dangers qui en sont la suite presque inévitable, c'est le petit nombre des amputés de la cuisse ou de la jambe, que nous avons observés. Sur un total de 20 amputés qui ont séjourné plus ou moins dans nos salles [1], nous trouvons seulement 1 amputé de la cuisse au tiers inférieur, et 1 amputé de la jambe au lieu d'élection; tandis qu'il y a eu 9 amputés du bras, dont 2 dans l'articulation scapulo-humérale; 7 amputés de l'avant-bras, dont 1 dans l'articulation huméro-cubitale et 1 amputé de la main, dans l'articulation radio-carpienne.

Les observations que nous allons relater, si elles ne prouvent rien quant aux fractures comminutives des membres inférieurs, montreront du moins quelles sont les ressources de la nature dans les lésions des os d'un moindre volume.

Observation XX.

Fracture comminutive de l'extrémité inférieure du radius, causée par une balle; issue d'esquilles tertiaires. Guérison incomplète.

Robert (Benoît), 25 ans, du 19e de ligne, est entré à l'hôpital, le 26 août 1855. Sa blessure, datant du 18 juin précédent, a été causée par une balle qui a brisé en esquilles l'extrémité inférieure du radius droit, en lésant aussi l'articulation du poignet. Des phénomènes inflammatoires graves paraissent avoir eu lieu; ils ont été suivis d'une longue et abondante suppuration, pen-

[1] Je ne comprends pas dans ce chiffre les amputés des doigts ou des orteils, qui ont été au nombre de 9.

dant laquelle de nombreux fragments osseux ont été éliminés. — A son entrée, nous constatons que la fracture est consolidée ; l'articulation radio-carpienne est encore engorgée et à peu près ankylosée. La plaie est en grande partie cicatrisée ; mais il existe, vers l'extrémité inférieure du radius, deux ou trois petits trajets fistuleux par lesquels s'écoule un peu de pus et d'où sortent de temps à autre de très-petits fragments osseux ; l'extrémité carpienne du radius est déformée, et l'apophyse styloïde a presque disparu ; les mouvements de pronation de l'avant-bras sont très-pénibles, et le membre reste habituellement en supination ; les douleurs sont assez faibles. — Les jours suivants, plusieurs fragments osseux se font jour par les fistules — Le 14 septembre, la cicatrication étant complète, le malade demande sa sortie, qui lui est accordée, bien qu'il paraisse à peu près certain que de nouvelles esquilles devront être éliminées.

L'observation suivante est plus complète, en ce sens que le blessé, observé pendant plusieurs mois, n'est sorti de l'hôpital que lorsque la guérison était assurée. On remarquera que, dans ce fait, les usages du radius se sont rétablis, malgré que sa continuité eût été interrompue dans une longueur de deux à trois centimètres.

Observation XXI.

Fracture comminutive du radius, causée par une balle ; nécrose consécutive des fragments. Guérison après issue d'esquilles tertiaires.

Noyarès (André), du 96e de ligne, blessé le 8 septembre 1855, est entré à l'hôpital le 18 octobre suivant. Il a été atteint par une balle qui, pénétrant par le milieu de la face postérieure de l'avant-bras droit, à la hauteur du quart inférieur, est venue sortir à peu près à la même hauteur de la face antéro-externe du membre, après avoir brisé en éclats le radius. Quelques fragments osseux sont sortis spontanément ou ont été extraits jusqu'à son arrivée en France. — A son entrée, l'avant-bras, légèrement engorgé depuis le coude jusqu'à l'extrémité des doigts, est peu tendu et médiocrement douloureux. Deux plaies fistuleuses existent sur les points d'entrée et de sortie de la balle; la suppuration qui s'en écoule n'est pas abondante. En y introduisant la sonde, on arrive directement sur le radius fracturé et nécrosé; les moindres mouvements imprimés au membre et la simple pression des doigts complètent le diagnostic, en indiquant une solution de continuité avec mortification assez étendue du radius. État général très-satisfaisant. — Le 26, on extrait, par la plaie d'entrée, une petite esquille. — Au commencement de novembre, l'engorgement du membre ayant sensiblement diminué, on retire successivement de nombreux fragments osseux. A la suite de ces petites opérations, la suppuration devient de bonne nature, et la perte de substance du radius, qui est au moins de deux à trois centimètres, tend à se combler.

Dans le courant de décembre, de nouvelles esquilles furent extraites, et la guérison était complète le 15 janvier 1856. Les cicatrices étaient déprimées et adhérentes; mais, à la place de la portion de radius détruite, on sentait qu'une substance fibreuse, acquérant chaque jour plus de consistance, venait relier l'un à l'autre les deux fragments osseux. Les mouvements de pronation et de supination de l'avant-bras étaient possibles, et le blessé pouvait, sans aucun appui expérieur, fléchir et étendre la main; le pouce seul avait perdu ses mouvements d'extension et d'abduction, sans doute par suite de la destruction des tendons des muscles qui remplissent ces usages. — Sorti le 24 janvier.

Si je ne craignais d'allonger outre mesure ce travail, je rapporterais plusieurs observations de fractures comminutives des os du métacarpe ou du métatarse, qui ont guéri parfaitement, après issue d'un grand nombre d'esquilles; mais les faits de ce genre sont assez connus pour que je puisse les passer sous silence. Il n'en est pas de même des cas suivants, qui m'ont paru remarquables par leur coïncidence et par l'existence simultanée d'une fracture de la clavicule et de l'omoplate.

Observation XXII.

Fracture comminutive de l'omoplate gauche et fracture nette de la clavicule du même côté, causées par une balle; issue d'esquilles tertiaires. Guérison incomplète.

Perrot (Joseph), du 80e de ligne, 30 ans, blessé le 7 juin 1855 et entré à l'hôpital le 12 octobre suivant, a été atteint par un coup de fusil dont la balle, pénétrant en arrière au-dessous de l'épine de l'omoplate gauche, a été extraite au niveau du bord supérieur de l'extrémité externe de la clavicule du même côté. Un écoulement sanguin abondant et des phénomènes inflammatoires assez sérieux ont suivi cette blessure, par laquelle on a retiré, peu de jours après, un certain nombre d'esquilles appartenant à l'omoplate. — A son entrée, la plaie de sortie est cicatrisée depuis peu de temps. La clavicule a été fracturée vers son tiers externe. Un cal assez volumineux et une saillie en avant du fragment interne sont les vestiges de cette fracture, qui est d'ailleurs consolidée. Sur le lieu d'entrée de la balle, il y a une plaie fistuleuse par laquelle s'écoule une suppuration peu abondante. La sonde introduite dans cette plaie fait reconnaître une nécrose partielle de l'omoplate, et en effet, les jours suivants, on peut extraire quelques esquilles. — Le 3 décembre, la plaie était complètement fermée, sauf un trajet fistuleux étroit, par lequel on pouvait, comme précédemment, arriver jusqu'à l'omoplate nécrosée en partie. Par des examens antérieurs, je m'étais assuré que cette nécrose avait pour siége l'épine de l'omoplate. La guérison était donc loin d'être complète à la sortie du malade, le 4 décembre.

Observation XXIII.

Fracture comminutive de la clavicule et de l'omoplate droites, causée par une balle; issue d'esquilles consécutives. Guérison.

Delgat (Antoine), 29 ans, du 1er zouaves, entré à l'hôpital le 22 novembre 1855, a été atteint, le 8 septembre précédent, par une balle qui, pénétrant à la partie supérieure externe de l'épaule droite, est venue sortir en arrière, à peu près à la hauteur de l'angle interne de l'omoplate correspondante.—A son entrée, on constate que la plaie antérieure, située au niveau de la clavicule, un peu en dedans de l'articulation acromio-claviculaire, est encore ouverte et donne une suppuration assez abondante; tandis que la plaie de sortie est réduite à l'état de trajet fistuleux. La clavicule a été fracturée en esquilles. Tout porte à croire que le bord supérieur de l'omoplate a subi la même lésion. — Le 5 décembre, un gonflement phlegmoneux se montre sur la partie supérieure de l'épaule, vers le trajet parcouru par le projectile. — Le 7, une abondante suppuration s'est fait jour par les deux plaies; celle de sortie s'est largement ouverte. — Du 10 au 30 décembre, on extrait des esquilles osseuses minces et compactes, appartenant au bord supérieur de l'omoplate. Le gonflement et la suppuratiou diminuent, et la cicatrisation du trajet semble vouloir s'opérer. — Le 26 janvier 1856, trois nouvelles esquilles sont sorties spontanément par l'orifice antérieur du trajet fistuleux ; depuis lors, la suppuration a graduellement cessé et la cicatrisation s'est effectuée. — Le blessé sort de l'hôpital vers la mi-février, complètement guéri.

Chez un troisième blessé, dont l'observation est presque identique à la précédente, j'ai constaté une fracture comminutive de la clavicule et de l'omoplate droites, qui s'est terminée, au bout de cinq mois de traitement, par l'élimination d'esquilles tertiaires. Désireux de ne pas trop sortir des limites que je me suis imposées, je me dispenserai de relater cette observation, qui n'est pas moins digne d'intérêt que les précédentes.

Jusqu'ici nous n'avons rapporté que des exemples de fractures plus ou moins graves, terminées par la consolidation ; c'est qu'en effet telle a été la terminaison de toutes les blessures de ce genre que nous avons observées. Le fait suivant fait seul exception ; encore faut-il remarquer que l'amputation a été nécessitée bien moins par la fracture elle-même que par le mauvais état de la plaie qui la compliquait. Ce cas étant intéressant à plusieurs égards, nous le rapporterons en détail.

Observation XXIV.

Fracture comminutive du radius, causée par un éclat de bombe ; pourriture d'hôpital ; suppuration diffuse ; amputation du bras. Guérison.

Malecamp (Baptiste), 22 ans, blessé, le 19 août 1855, par un éclat de bombe, à l'avant-bras gauche, est entré à l'hôpital le

1er septembre suivant[1].— Il porte une large plaie contuse, siégeant au tiers inférieur de la face antérieure de l'avant-bras, accompagnée d'un gonflement phlegmoneux considérable, de douleur vive et de suppuration abondante. Le blessé, qui est d'un tempérament lymphatique et d'une bonne constitution, présente un peu de fièvre avec inappétence, sans autre symptôme de réaction générale. — Le 3, on s'assure qu'il existe des fusées purulentes remontant jusqu'à la partie moyenne de l'avant-bras; une incision est pratiquée au haut de la plaie, pour faciliter la sortie du pus.— Le 5, le gonflement ayant un peu diminué, on peut examiner l'état des os du membre, et l'on constate qu'il existe une fracture du radius, vers son tiers inférieur. La crépitation et la douleur ressentie par le blessé, quand on exerce une pression légère, ne laissent aucun doute à cet égard. (Demie, demie de vin, tisane de houblon, 50 gr. de vin de quinquina, 100 gr. de décoction de quinquina coupée avec du lait.) La suppuration est toujours très-abondante. (Pansements avec l'onguent styrax et des cataplasmes.)

Le 19, un large débridement, vers la partie inférieure de la plaie, est pratiqué pour donner issue au pus, qui tendait à s'accumuler vers le foyer de la fracture, ainsi que dans les gaînes musculaires et tendineuses. — Le 24, nouveau débridement en haut, à la suite duquel le membre se dégorge complètement, de telle sorte que la plaie, d'un bon aspect, semble bientôt vouloir se cicatriser. — Le 30 septembre, la plaie a pris, brusquement et sans cause connue, l'aspect de la pourriture d'hôpital. — Le 2 octobre, on commence à la panser avec la tein-

[1] Cette observation, envisagée à un autre point de vue, se trouve rapportée dans mon Mémoire intitulé : *Du traitement de la pourriture d'hôpital au moyen des applications topiques de teinture d'iode*; in-8°, Montpellier, 1856.

ture d'iode pure ; ces pansements sont continués jusqu'au 8. — Le 9, la pourriture d'hôpital n'ayant pas complètement cédé aux applications d'iode et la suppuration étant de mauvaise nature, je cautérise la plaie avec le fer rouge. — Le 19, la pourriture d'hôpital est arrêtée; mais la plaie, profonde et anfractueuse, a une teinte blafarde et ne marche aucunement vers la cicatrisation. La suppuration est très-abondante et fétide.

Le 21, des fusées purulentes se dessinent de nouveau au-dessus et au-dessous de la blessure, dans les gaînes musculaires et tendineuses. La peau est décollée aux alentours de la plaie, qui occupe en longueur près de la moitié de la face antérieure de l'avant-bras. La suppuration devient de plus en plus abondante et fétide. En même temps, l'état général du malade, qui jusque-là avait été assez satisfaisant, commence à donner des inquiétudes : il y a perte de l'appétit, affaiblissement profond, teinte terreuse de la peau, maigreur considérable, fièvre irrégulière ; toutefois, le moral est excellent.

Le 13, l'amputation du bras à l'extrémité inférieure, jugée indispensable, est pratiquée, d'après la méthode circulaire, par M. le docteur Goffres, chirurgien en chef. Le blessé, soumis aux inhalations de chloroforme, n'a pas souffert ; il a perdu à peine 60 grammes de sang ; on réunit la plaie par la suture. — Le 24, état général et local des plus satisfaisants ; le malade a dormi ; il n'y a ni fièvre, ni douleur. (Soupe au lait, eau vineuse.) Le lendemain, *idem*. Les jours suivants, il y a un peu de suppuration au moignon, qui est d'ailleurs dans un très-bon état. Le malade mange volontiers et digère bien ; ses forces reviennent. — Le 8 novembre, la ligature tombe ; la cicatrisation est presque terminée. Bien que la réunion immédiate ne se soit pas complètement effectuée, les lèvres de la plaie sont restées rapprochées, et la cicatrice est tout à fait linéaire. La guérison est complète le 12. — Sorti dans le courant de décembre.

Examen du membre. — Décollement de la peau de l'avant-bras, s'étendant à la plus grande partie de la circonférence du membre. Le pus a fusé dans les gaînes musculaires superficielles et profondes; les muscles de la région anti-brachiale antérieure sont détruits en très-grande partie et profondément altérés. Le cubitus est entier, mais le radius a éprouvé une grave fracture. Un cal volumineux, dans lequel sont englobés les tendons et les muscles, existe à la jonction des deux tiers supérieurs avec le tiers inférieur de cet os. Une difformité très-marquée était la suite d'une consolidation qui n'avait pu être dirigée par l'application d'aucun appareil régulier. Deux esquilles allongées, presque complètement détachées du radius, existaient à la face postérieure de l'os, en dehors des limites du cal. — Cette pièce ayant été soumise à la macération, pendant un temps un peu trop prolongé, le cal s'est complètement détruit, les esquilles mobiles ont disparu, et une perte de substance s'est montrée entre les deux fragments de l'os, réunis en dedans et en dehors par des stalactites osseuses.

Il résulte de cette disposition de l'os, que le corps vulnérant avait produit, non pas une fracture nette, comme nous en avons vu plusieurs exemples, mais une vraie fracture comminutive; ce qui n'a pas empêché la formation d'un cal qui aurait assuré la réunion des fragments principaux, si la cicatrisation de la plaie eût pu s'effectuer.

Aucune esquille osseuse ne s'était fait jour au dehors, et la plupart d'entre elles étaient englobées dans le cal provisoire; en supposant que le blessé eût échappé aux accidents qui ont exigé l'amputation, il y a tout lieu de croire qu'il n'eût pas été à l'abri de nouveaux abcès provoqués par les esquilles devenues mobiles. Quoi qu'il en soit, la formation régulière d'un cal solide, dans le voisinage d'une plaie grave, compliquée comme était celle de ce malade, et sur un membre qui n'a été maintenu par aucun appareil, est une circonstance très-digne d'attention. Cela prouve évidemment que l'on peut et que l'on doit même tenter la conservation des membres fracturés comminutivement, lorsque l'ensemble des circonstances générales et locales que présente le sujet, semble y autoriser.

C'est par cette conclusion générale, formulée toutefois avec la plus grande réserve, que je terminerai ce paragraphe.

En résumant les faits et les discussions qui composent le présent chapitre, nous croyons pouvoir établir les propositions suivantes :

1° Parmi les fractures *complètes* des os des membres, compliquées de plaies par armes à feu, les unes sont *nettes* ou *sans esquilles*, les autres sont *comminutives* ou *avec esquilles ;*

2° Les fractures *nettes,* dont l'existence a été niée à tort, sont moins rares qu'on ne paraît le croire généralement, ainsi que le prouvent d'ailleurs les faits que nous avons rapportés ;

3° Les fractures *comminutives* sont certainement les plus fréquentes ; mais elles ne sont pas toutes semblables, puisque dans les unes il n'y a que de petits fragments osseux libres ou adhérents, qui ne s'opposent pas à une consolidation prompte de la fracture ; tandis que dans les autres la guérison n'est possible qu'après l'élimination des parties nécrosées. Ce sont ces dernières principalement qui méritent le nom de *comminutives*, tandis que celui de fractures *esquilleuses* pourrait être réservé pour les autres ;

4° Les fractures par armes à feu des os des membres, compliquées de plaies, sont généralement plus graves que les fractures sans plaies. Cette gravité n'est cependant pas absolue, puisque, dans certains cas, on voit ces blessures guérir avec la plus grande facilité ;

5° Pour établir le pronostic et le traitement de ces fractures, il faut prendre pour bases la nature de la lésion osseuse, son siége et ses complications ;

6° Les fractures *nettes* pouvant guérir facilement, ne doivent pas être traitées autrement que des fractures ordinaires compliquées de plaies ;

7° Celles qui offrent quelques petites esquilles, et que, pour cette raison, j'appellerais volontiers *esquilleuses*, offrent plus de dangers ; mais elles peuvent guérir promptement après issue d'esquilles primitives ou secondaires. La conservation doit donc être toujours essayée ;

8° Les fractures *comminutives* ou en éclats sont les plus graves de toutes ; elles peuvent cependant se consolider, après élimination d'esquilles tertiaires, surtout lorsqu'elles n'ont pas leur siége aux os principaux des membres. C'est pour ces dernières seulement que l'amputation immédiate peut devenir, non la règle absolue, mais la règle générale, quand la fracture siége au fémur ou à la jambe. La conservation du membre peut et doit, au contraire, être tentée quand il s'agit des os du membre supérieur.

CHAPITRE TROISIÈME.

FRACTURES PARTIELLES, PAR ARMES A FEU, COMPLIQUÉES DE PLAIES.

—

Je désigne sous le titre de *fractures partielles*, les lésions des os dans lesquelles une partie seulement de leur épaisseur a été détachée ou en levée par un projectile, l'os blessé conservant sa continuité et presque toute sa solidité.

Ces fractures comprennent plusieurs de celles qui ont été réunies par M. Malgaigne, sous le titre de *fractures incomplètes*.

La dénomination que nous avons choisie, nous paraît préférable à celle qui est employée par l'éminent professeur de Paris, parce qu'elle dit plus clairement en quoi consiste la lésion de l'os. A notre avis, les seules fractures qui méritent véritablement le nom d'incomplètes, ce sont les *fissures* et les *fractures incomplètes proprement dites*, du même auteur; dans ces cas, en effet, il y a bien rupture d'un certain nombre de fibres osseuses, mais à vrai dire il n'y a pas solution de continuité, puisqu'aucun fragment n'est séparé du corps de l'os. Au contraire, dans les fractures que j'appelle *partielles*, il y a séparation d'un ou de plusieurs fragments osseux, pour chacun desquels la fracture est aussi complète que possible ; c'est ce qui a lieu dans les *perforations* et les *fractures esquilleuses* de M. Malgaigne. Ces lésions méritent d'être séparées des précédentes, non pas seulement à raison de leur nature, mais aussi en considération de la manière dont s'exercent leurs causes, et des accidents graves qu'elles peuvent déterminer.

On est étonné de voir que ces lésions osseuses ne figurent en quelque sorte que pour mémoire, dans la plupart des ouvrages consacrés aux blessures par armes à feu; cependant, si nous en jugeons par les faits assez nombreux que nous avons observés, de telles fractures ne sont rien moins que rares. Voici comment s'exprime Boyer à l'occasion de ces blessures :

« Lorsqu'une balle frappe un os prismatique sur un de ses bords, elle en enlève quelquefois une portion, sans le casser dans toute son épaisseur. Nous avons vu, au commencement de la révolution, un horloger qui eut le bord antérieur du tibia écorné de cette manière, par une balle qui agit de dehors en dedans, et déchira les téguments et une partie du muscle jambier antérieur. La plaie se gonfla prodigieusement, la suppuration fut très-abondante, l'os se couvrit de boutons charnus au bout d'un temps très-long, et le malade guérit [1]. »

Dupuytren se contente de mentionner ces sortes de blessures, sans rapporter aucun fait qui prouve qu'il les ait observées ; il dit seulement : « C'est ainsi que l'apophyse orbitaire externe du coronal a pu être enlevée, que la crête du tibia a pu être écornée ou labourée plus ou moins profondément [2]. »

Quant à M. Baudens, après avoir dit qu'il arrive assez souvent que les projectiles ne produisent qu'une simple échancrure à la surface du tissu spongieux des os, et que des fentes se prolongeant plus ou moins loin, la guérison s'opère néanmoins avec rapidité, il assure n'avoir jamais vu de lésion analogue dans le corps des os longs, que rend très-cassant la prédominance du tissu compacte. « Toujours, ajoute-t-il, j'ai observé une perte de substance compliquée, non plus de simples fentes, mais de brisures se prolongeant très-haut, donnant naissance à des esquilles, et suivies d'une solution de continuité complète du corps de l'os [3]. » Cependant, dans le même ouvrage d'où sont extraites les phrases qui précèdent, nous trouvons sous le titre de « fracture du tibia dans sa portion spongieuse, » l'observation d'un capitaine du 30ᵉ de ligne, « qui fut at-

1 Boyer ; *loco cit.*, tom. I, pag. 756.

2 Dupuytren ; *loco cit.*, tom. I, pag. 317.

3 Baudens ; *loco cit.*, pag. 59 et 60.

teint par un biscaïen qui lui enleva, à trois travers de doigt de l'articulation du genou, une pièce d'os de trois pouces de longueur, appartenant à la partie antérieure du cylindre que représente le tibia. Tout le canal médullaire était à nu, continue l'auteur; la moelle paraissait détruite dans l'étendue de six pouces environ..... Au bout de douze jours, de nombreux bourgeons charnus surgirent du périoste interne et externe, et on appliqua un bandage inamovible qui ne fut retiré que six semaines plus tard; la cicatrice était déprimée et adhérente. Le membre reprit bientôt de la force et ses fonctions dans toute leur intégrité [1]. »

Il nous semble difficile de regarder comme n'appartenant qu'à la portion spongieuse du tibia, un fragment osseux *de trois pouces*, qui a laissé à nu *tout le canal médullaire*, surtout lorsque cette blessure se trouve à trois travers de doigt de l'articulation du genou. Il s'agissait donc, en réalité, dans le fait de M. Baudens, d'une fracture partielle du corps du tibia, analogue, quoique plus étendue, à celle que nous avons constatée dans l'observation suivante :

Observation XXV.

Fracture partielle du corps du tibia, causée par un éclat de bombe; issue d'esquilles primitives et consécutives. Guérison.

Desque (Jean), 25 ans, du 4e bataillon de chasseurs à pied, entre à l'hôpital le 22 novembre 1855. — Atteint, le 22 août

[1] Baudens; *loc. cit.*, pag. 488.

précédent, par un éclat de bombe, à la partie antérieure et supérieure de la jambe gauche, il a eu les parties molles superficielles déchirées, en même temps que le tibia était écorné par le projectile. La fracture a été partielle, puisque le blessé a toujours pu mouvoir son membre avec facilité, et que l'on n'a point appliqué d'appareil à fracture. Plusieurs esquilles osseuses peu volumineuses sont sorties spontanément ou ont été extraites, dans les premiers jours qui ont suivi la blessure ; la plaie a marché régulièrement vers la cicatrisation. A plusieurs reprises, cependant, le travail a été retardé ou détruit par de nouvelles esquilles. — Lors de son entrée, la plaie, d'une faible étendue, est blafarde et offre l'aspect de presque toutes celles que portent les militaires arrivant de l'armée d'Orient. Par des pansements avec le vin aromatique, aidés d'un régime tonique, on parvient bientôt à modifier son aspect et à activer la cicatrisation, qui est complète le 10 décembre. En examinant alors le membre, on reconnaît que le tibia a éprouvé une perte de substance sur sa crête, dans une longueur d'environ cinq centimètres, au-dessous de la tubérosité antérieure ; la cicatrice est adhérente à l'os ; les usages du membre sont entièrement conservés. — Sorti le 12 décembre.

Observation XXVI.

Fracture partielle du tibia, causée par une balle ; destruction de la tubérosité antérieure de cet os et du ligament rotulien. Guérison après divers accidents.

Lang (Louis), 22 ans, du 19e de ligne, blessé le 18 juin 1855, est entré à l'hôpital le 17 novembre suivant, et en est sorti le 5 décembre. — Sa blessure, à peu près guérie au moment où il a été soumis à notre examen, offre de l'intérêt, malgré l'absence de renseignements suffisants sur les suites immédiates qu'elle a pu avoir. Il nous apprend qu'il a été atteint, au genou droit, par une balle qui, pénétrant sur le côté externe du membre, à la hauteur de la tubérosité antérieure du tibia, a brisé cette partie de l'os, et est venue ressortir à la même hauteur du côté interne, en laissant sur son trajet une large plaie en sillon. Des débris osseux, en assez grand nombre, ont été extraits ou éliminés spontanément. Il ne paraît pas qu'il y ait eu de symptômes inflammatoires graves du côté de l'articulation tibiofémorale ; seulement, la plaie a été envahie par la pourriture d'hôpital, au moment où elle commençait à se cicatriser. — A l'époque où le malade a été admis dans nos salles, cette plaie, réduite à d'étroites dimensions, était près d'être guérie, et, le 2 décembre, la cicatrisation était complète.

On constate alors qu'il y a, sur le lieu de la blessure, une perte considérable de substance ; la tubérosité antérieure du tibia manque complètement, et la cicatrice est adhérente ; le tendon rotulien paraît détruit à son insertion inférieure ; du moins la grande mobilité de la rotule et le défaut de résistance entre cet os et la tête du tibia tendent-ils à le faire croire ; l'articulation du genou est légèrement tuméfiée : ce gonflement est dû à un épanchement intra-articulaire ; les mouvements de la jambe sur la cuisse sont fort gênés, et la flexion est à peu près impossible. Le malade ne peut marcher sans béquilles.

Chez ce malade, comme chez le précédent, le tibia ayant été lésé dans sa portion la plus superficielle, l'élimination des esquilles a été facile, parce que tout s'est passé en quelque sorte à ciel ouvert. Quant aux suites fâcheuses de cette blessure, elles résultent moins de la lésion du tibia que de la destruction du ligament rotulien et de la fluxion qui, s'étant propagée à l'articulation du genou, a déterminé son engorgement et la gêne des mouvements que nous avons constatée.

Les choses ne se sont pas passées d'une manière aussi simple dans le cas suivant, où l'on voit les accidents les plus graves être causés et entretenus par des esquilles d'un très-petit volume.

Observation XXVII.

Plaie de balle à la jambe gauche, compliquée de fracture partielle du péroné et du tibia; issue d'esquilles primitives; diarrhée; abcès profonds; gangrène de la peau; cicatrisation après issue d'une esquille; destruction de la cicatrice; nouvelles esquilles. Guérison définitive neuf mois après la blessure.

Dubœuf (Frédéric), 27 ans, voltigeur au 1er régiment de la garde, blessé le 18 juin 1855, entre à l'hôpital le 24 août suivant. —D'un tempérament lymphatique et d'une constitution ordinaire, il a été blessé par une balle qui, pénétrant d'avant en arrière, à la partie moyenne et antérieure de la jambe gauche, est venue sortir sur le point diamétralement opposé du membre. Deux longues esquilles osseuses, que l'on supposa appartenir au péroné, furent extraites par la plaie postérieure, un mois environ après la blessure. Les accidents primitifs étaient conjurés, et il existait un trajet fistuleux profond, donnant une suppuration médiocrement abondante, quand le malade fut renvoyé en France. Il faut ajouter que la *continuité* des os de la jambe avait été constatée dans les premiers temps de la blessure; la fracture qui a donné lieu aux esquilles était donc *partielle.* — A son arrivée, le blessé, atteint de diarrhée, était faible et cachectique; sa blessure ne suppurait guère; les ouvertures d'entrée et de sortie de la balle persistaient, sous forme de trajets fistuleux, dans lesquels la sonde pouvait être profondément introduite, sans atteindre toutefois aucun os ou aucun corps étranger. (Tis. de riz gomm.; 200 gr. décoct. blanche de Sydenham, addit. de 6 gr. sous-nitrate de bismuth ; 30 gr. vin de quinquina ; demie d'aliments, côtelette et 3/4 de vin ; cataplasmes.) — Jusqu'au 26 septembre, alternatives de mieux et de pire : la diarrhée diminuait pendant quelques jours pour reparaître de nouveau ; bientôt, le pus se ramassant sous la peau et dans l'intervalle des couches musculaires de la région jambière postérieure, il fut nécessaire de pratiquer une large incision, pour donner issue à la matière purulente qui tendait à fuser vers la partie inférieure de la jambe. — Le 28, le malade avait toujours une diarrhée abondante et une fièvre continue avec exacerbations tous les soirs ; suppuration plus copieuse, fétide et de mauvaise nature ; gonflement œdémateux de la jambe et du pied ; douleurs vives et continuelles empêchant le malade de dormir. (La plaie antérieure était cicatrisée déjà depuis plusieurs jours.) — Je crus devoir recourir aux injections de teinture d'iode, comme moyen de prévenir l'infection purulente, autant que dans le but de déterger le foyer. (La sonde indiquait un décollement très-étendu de la peau.)

Le 10 octobre, tous ces symptômes, loin de diminuer, prenant chaque jour un plus haut degré de gravité, on dut songer à l'amputation du membre, à laquelle le malade était résigné, et qui paraissait nécessitée autant par l'état général que par l'état local. Les circonstances étaient peu favorables pour pratiquer cette opération. D'une part, l'affaiblissement du malade était profond, et la diarrhée, de même que la fièvre, qui persistait malgré tous les moyens employés, faisait craindre des suites fâcheuses de l'ablation du membre ; d'autre part, la jambe était tellement dure et engorgée, même à la partie supérieure, qu'il était fort à craindre qu'en amputant au lieu d'élection on ne tombât sur des tissus altérés, incapables de se réunir immédiatement, et qu'on n'eût pas une quantité suffisante de peau saine pour recouvrir les os. Dans de pareilles conditions, on crut devoir renoncer momentanément à l'opération et attendre, ce qui paraissait peu probable, vu l'état de dépérissement du malade, qu'il y eût au moins un peu d'amendement dans les symptômes.

Du 12 au 16 octobre, de larges ulcères grisâtres se creusèrent spontanément aux alentours du trajet fistuleux primitif et dans les points où la peau était le plus amincie. Ils s'étendirent rapidement en surface et en profondeur, et détruisirent la peau décollée, qui se mortifia dans leur intervalle, de manière à offrir une plaie d'au moins huit centimètres de côté ; les escarres se détachèrent spontanément ou furent enlevées avec les ciseaux : on vit alors, au fond de l'ulcère, les muscles jumeaux à nu et profondément altérés ; le pus était toujours abondant, de mauvaise nature et l'état général aussi peu rassurant. — Le 17, en explorant la plaie avec la sonde, je constatai enfin la présence d'un corps étranger profondément logé dans l'épaisseur des muscles du mollet. C'était une esquille osseuse, compacte et aplatie, paraissant appartenir au tibia, grande tout au plus comme l'ongle du pouce ; je la retirai immédiatement. A partir de ce jour, la plaie marcha vers une amélioration non douteuse ; son fond, que je faisais panser avec des bourdonnets imbibés de teinture d'iode pure et des cataplasmes, commençait à se déterger et à donner une suppuration moins fétide. — Le 20, l'amélioration était des plus évidentes ; la fièvre et la diarrhée cédaient en même temps que la douleur ; l'appétit et le sommeil revenaient ; on supprima les applications de teinture d'iode, pour revenir aux injections et aux pansements avec le vin aromatique.— Du 21 au 23, on incisa avec les ciseaux ou le bistouri trois points de peau décollée et amincie qui séparaient la plaie principale de deux ulcères situés à son pourtour. Après ces incisions et la destruction de la peau trop altérée pour pouvoir se recoller, la plaie occupait en hauteur et en largeur plus du tiers moyen de la face postérieure de la jambe ; mais son aspect n'était plus le même; son fond s'était détergé et des bourgeons charnus de bonne nature commençaient à se montrer. — Le 24, la diarrhée étant complètement arrêtée, on prescrivit un régime tonique et réparateur. (Demie côtelette et omelette; portion de vin généreux ; tisane de houblon, 50 gram. vin de quinquina, 100 gramm. décoction de quinquina coupée avec du lait ; pansements avec le vin aromatique et des cataplasmes.) — Le 27, la cicatrisation commence ; l'engorgement si considérable du membre a entièrement disparu ; suppuration médiocrement abondante et de bonne nature ; état général excellent. — Le 6 novembre, la plaie est réduite à une surface de cinq centimètres de largeur au plus ; elle se rétrécit de jour en jour. — Le 19, la plaie n'a plus que les dimensions d'une pièce de un franc ; l'extension et la flexion de la jambe se font parfaitement ; l'état général continue à être très-bon, et le blessé a repris de l'embonpoint.

Le 25, la cicatrisation est complète ; mais elle ne le reste pas longtemps. Dès le lendemain 26, le malade accuse de la douleur dans l'épaisseur du mollet, vers la partie correspondante au trajet de la balle. On observe déjà une légère tuméfaction.

Le 27, une phlyctène se montre au centre de la cicatrice ; son ouverture spontanée est suivie d'une ulcération qui s'étend avec rapidité en surface et en profondeur. Un trajet fistuleux se forme, et, dans les derniers jours de décembre, j'extrais une nouvelle esquille à peu près de mêmes dimensions que la précédente. On pouvait espérer après cela que la plaie se cicatriserait bientôt; il n'en fut rien : elle continua à garder un aspect ulcéreux et à s'étendre, tantôt d'un côté, tantôt de l'autre, sans cependant reprendre ses premières dimensions. — Le 15 janvier 1856, sa forme était à peu près circulaire, et elle offrait environ sept centimètres de largeur. Aucun nouveau corps étranger n'avait été constaté ni extrait; les muscles du mollet étaient redevenus durs et engorgés; la jambe étant habituellement maintenue par le malade dans la flexion, l'articulation du genou était devenue raide et l'extension impossible. — Enfin, le 20 février, après de nouvelles alternatives de mieux et de pire, une nouvelle esquille de la grandeur de l'ongle de l'index sortit spontanément de la plaie. A partir de ce jour, celle-ci marcha franchement et rapidement vers la cicatrisation. — Le 10 mars, la guérison était complète. A cette date, la jambe, amaigrie et atrophiée, pouvait assez facilement être portée dans l'extension; le pied était dans une extension constante, par suite de la rétraction des muscles du mollet; les usages du membre n'étaient pas encore revenus, et le blessé ne pouvait marcher sans béquilles. — Il est sorti à peu près dans le même état, pour aller aux eaux.

Je n'ai pas craint de rapporter cette observation avec quelques détails; d'abord, parce qu'elle prouve que les fractures partielles, en donnant naissance à des esquilles, peuvent devenir extrêmement graves; et ensuite, parce que ce cas est un bel exemple de guérison dû aux efforts de la nature, aidés de ceux de l'art.

J'étais convaincu que tous les accidents présentés par ce blessé étaient causés par des esquilles profondément logées dans l'épaisseur de la jambe; aussi ne se passait-il presque pas de jour où je ne fisse des recherches dans le but de les découvrir. Il n'est pas douteux pour moi que la guérison eût eu lieu beaucoup plus tôt, s'il avait été possible d'extraire de bonne heure ces corps étrangers. L'expérience m'a démontré que lorsque, chez un malade qui a été blessé par une arme à feu, on voit des trajets fistuleux résister pendant longtemps, malgré l'emploi de tous les moyens rationnels, on est en droit de soupçonner l'existence d'un corps étranger, comme cause de ces fistules. Aussi, suis-je d'avis qu'il ne faut pas se lasser d'explorer fréquemment et dans tous les sens, ces trajets fistuleux, jusqu'à ce qu'on ait découvert les corps étrangers qui les entretiennent. Telle est la conduite que j'ai toujours suivie chez les blessés dont le soin m'était confié, et j'ai la conviction d'avoir, par ce moyen, abrégé la maladie de beaucoup d'entre eux.

Ce n'est pas seulement lorsque les esquilles sont mobiles ou entièrement détachées, qu'il convient de tenter l'extraction; ce moyen peut être aussi employé avec avantage dans les cas où la portion nécrosée est encore adhérente. Si un temps suffisant s'est écoulé depuis la blessure, et si le séquestre offre de la prise aux instruments, je crois que l'on ne doit pas craindre de tenter son extraction, lors même qu'il paraîtrait encore immobile. Plusieurs faits, parmi ceux que j'ai observés, m'ont prouvé que, par ce moyen, on accélère souvent la guérison. Cette opinion, du reste, est celle d'un chirurgien fort habile, M. Mayor (de Genève), qui l'a formulée à l'aide de faits concluants, dans un excellent mémoire récemment publié [1].

[1] *Mémoire sur la nécrose*, par M. Mayor père (de Genève); *Revue médico-chirurgicale*, tom. XVII, pag. 339, année 1855.

Observation XXVIII.

Plaie de jambe avec fracture partielle du péroné, causée par un éclat de bombe; issue d'esquilles primitives; nécrose consécutive; pourriture d'hôpital; résection du péroné. Guérison ou bout de onze mois [1].

Newmann (Victor), 29 ans, du 8e de ligne, entre à l'hôpital le 18 août 1855. — Sa blessure, qui a quatre mois de date, siége à la jonction du tiers moyen avec le tiers inférieur de la jambe droite. Elle a été causée par un éclat de bombe qui a fracturé le péroné, puisqu'après son accident on a pu extraire quelques esquilles et que plusieurs autres ont été entraînées par la suppuration. — Lorsqu'il entra à l'hôpital, la plaie semblait près de se cicatriser; mais, dans le courant du mois de septembre, il se forma un ulcère fistuleux au fond duquel on put reconnaître la présence d'esquilles, dont on retira successivement plus de six d'un volume variable. — Au mois d'octobre, la plaie ayant été envahie par la pourriture d'hôpital, il fallut recourir d'abord à la teinture d'iode, puis, à deux reprises, à la cautérisation avec le fer rouge, pour arrêter le mal et ramener la plaie dans de meilleures conditions. Mais la destruction des tissus était telle, qu'au fond de la plaie, large et profonde, on voyait le péroné à nu et en partie nécrosé. — Vers le milieu de novembre, la plaie avait revêtu un bon aspect et offrait des bourgeons charnus vermeils; l'état général, qui avait précédemment donné des inquiétudes, était redevenu meilleur, grâces à un régime tonique aidé de l'emploi du quinquina à l'intérieur. Quoique l'on pût

[1] Cette observation se trouve consignée en abrégé, dans mon Mémoire déjà cité sur le traitement de la pourriture d'hôpital par les applications de teinture d'iode.

espérer la guérison naturelle de cette blessure, on ne pouvait s'empêcher, en considérant la largeur considérable de la plaie compliquée de la présence d'une nécrose du péroné, de prévoir que le blessé était destiné à faire un long séjour dans les hôpitaux, si l'on ne faisait rien pour lui. Dans de telles conditions, il parut à M. le docteur Goffres, chirurgien en chef, qu'il y aurait avantage à réséquer la portion du péroné qui était nécrosée.

Cette opération fut pratiquée le 17 novembre, par M. Goffres, de la manière suivante : Deux incisions conduites en haut et en bas de la plaie, dans la direction du péroné et sur la face externe de cet os, permirent de le découvrir et de dépasser les limites de la nécrose. L'os fut dégagé au moyen d'une rapide dissection. La scie à chaînette fut alors passée autour du péroné, qui fut coupé rapidement, d'abord à sa partie inférieure, ensuite à sa partie supérieure. Pour détacher la partie réséquée des chairs qui y adhéraient, au lieu de se servir du bistouri qui aurait exposé à léser les artères principales du membre, le chirurgien mit simplement en usage le manche d'un scalpel qui, agissant à la façon d'un levier, sépara avec arrachement, la portion osseuse des muscles qui s'inséraient à ses faces interne et postérieure. Quelques artérioles d'un petit volume donnèrent seules du sang pendant l'opération; aucune ligature ne fut nécessaire, l'hémorrhagie s'étant arrêtée par la seule compression exercée avec les doigts. La portion osseuse réséquée avait une longueur de 7 centimètres. Pour régulariser la plaie, l'opérateur enleva avec le bistouri quelques lambeaux charnus qui l'auraient rendue anfractueuse. Les extrémités de l'os réséqué ne purent malheureusement pas être recouvertes par des parties molles, si ce n'est en haut, où la section de l'os était incomplètement cachée. (Pansement avec la charpie sèche.)

Le 20, premier pansement. Plaie de bon aspect et en pleine

suppuration. Point d'écoulement sanguin. — Dans la nuit du 23 au 24, hémorrhagie artérielle assez abondante, qui cède facilement à la compression. Le 26, nouvelle hémorrhagie qui fait perdre au malade près d'un litre de sang. La couleur rutilante de ce liquide et la rapidité avec laquelle a eu lieu l'hémorrhagie, indiquent qu'elle est artérielle. Elle cède avec facilité à la compression sur la plaie. Le lendemain, en faisant le pansement, on reconnaît le point d'où est venu le sang : il est indiqué par un petit caillot. L'artère tibiale antérieure est le seul vaisseau qui ait pu lui donner naissance. — Deux nouvelles hémorrhagies ont eu lieu du 8 au 15; on s'en est rendu maître avec facilité, mais elles ont épuisé le malade.—Le 20, la plaie, qui s'est beaucoup rétrécie, est en bon état dans presque toute son étendue; la partie postérieure seule présente un aspect rappelant celui de la pourriture d'hôpital, qui oblige à pratiquer des cautérisations avec le nitrate acide de mercure. — Le 21, le séquestre qui s'était formé sur l'extrémité restée découverte du segment inférieur du péroné, étant mobile, je le saisis avec des pinces et l'enlève. — Le 27, j'enlève de même un séquestre semblable appartenant à l'extrémité réséquée du segment supérieur du péroné. — A partir de ce jour, la cicatrisation de la plaie s'opère d'une manière plus active et plus régulière.

Le 10 mars, cette énorme plaie était réduite aux dimensions d'une pièce de cinq francs. La guérison n'a cependant été complète que vers la fin du mois d'avril 1856. Malheureusement la jambe du malade, atrophiée et fléchie sur la cuisse, semblait devoir lui rendre peu de services.

La portion de péroné enlevée chez ce blessé, présentait un séquestre peu épais occupant toute la partie de la face externe de l'os, qui était restée à découvert au fond de la plaie. Au-dessus et au-dessous, l'os avait augmenté de volume, par suite d'une exsudation osseuse nouvelle, ayant les apparences d'un cal et enveloppant de toutes parts l'os primitif; après une macération prolongée de la pièce anatomique, cette disposition est devenue encore plus évidente. Toutes les portions de tissu cellulaire qui comblaient les vides et les inégalités de l'os ayant été enlevées, il a été facile de voir que la nécrose avait détruit la plus grande partie de son épaisseur, sur le lieu de la blessure, et que cette nécrose était véritablement invaginée.

Cette observation parle assez par elle-même, sans que nous nous attachions à faire ressortir les enseignements qui en découlent. Je signalerai seulement la longue et pénible série d'accidents causés, chez ce malade, par une lésion osseuse peu grave en apparence, et qui a cependant plusieurs fois menacé ses jours. Si l'on considère le résultat qui a été obtenu, on est porté à se demander s'il n'aurait pas été convenable, je ne dis pas d'amputer la jambe, une telle opération est trop grave pour être faite quand il n'y a pas absolue nécessité, mais de pratiquer la résection du péroné dans les premiers temps de la blessure, et lorsque la nécrose de cet os a été suffisamment constatée. Si cette opération avait été faite de bonne heure, on aurait certainement épargné au blessé une grande somme de souffrances, et on eût évité ces raideurs articulaires et ces rétractions des muscles qui rendront pour longtemps et pour toujours peut-être, ce membre à peu près inutile.

On sait depuis longtemps que lorsqu'une balle frappe perpendiculairement l'extrémité spongieuse d'un os long, elle peut le perforer de part en part, en s'y creusant un canal, sans produire d'éclats ni d'esquilles volumineuses. Les perforations complètes des diaphyses sont beaucoup plus rares; M. Malgaigne n'a pu en trouver que deux exemples bien authentiques, qui appartiennent tous deux à Dupuytren. C'est principalement au tibia que l'on observe ces sortes de blessures; on les rencontre à peu près également vers son extrémité supérieure et vers son extrémité inférieure. Je n'ai pas eu occasion de voir des faits de ce genre, mais l'observation suivante, une des plus remarquables parmi celles que j'ai recueillies, s'en rapproche à beaucoup d'égards.

Observation XXIX.

Fracture partielle du tibia, causée par une balle qui a traversé la jambe de part en part; issue d'esquilles primitives et consécutives; caverne creusée dans l'épaisseur du tibia; suppuration interminable; amputation de la jambe. Mort.

Falary (François), du 26e de ligne, 22 ans, blessé le 18 juin 1855, est entré à l'hôpital de Montpellier, le 5 octobre suivant. — Son tempérament est lymphatique et sa constitution faible. Il a été atteint par une balle qui a traversé la jambe gauche d'avant en arrière et de dehors en dedans. Immédiatement après, il put encore faire une cinquantaine de pas; mais la perte de sang étant considérable, il lui fut impossible d'aller plus loin. Le malade ne nous donne que des renseignements incomplets sur ce qui s'est passé pendant le long séjour qu'il a fait dans les hôpitaux, avant de venir à Montpellier; il nous apprend seulement que l'on a retiré de sa blessure, ou qu'il est sorti spontanément un grand nombre d'esquilles osseuses. — A son entrée, état de maigreur, de pâleur et d'affaiblissement des plus marqués; suppuration abondante et de mauvaise nature; peu d'appétit, mais point de diarrhée; point de fièvre. — La blessure, située au-dessous du quart inférieur de la jambe, dans le voisinage du cou-de-pied, présente plusieurs trajets fistuleux qui s'ouvrent et se ferment alternativement. Parmi eux nous en distinguons deux prinpaux, que le malade nous dit être les ouvertures d'entrée et de sortie de la balle. La première de ces ouvertures, située en dehors de l'axe du membre, se trouve en avant du péroné; elle semble répondre à l'espace inter-osseux et est distante de quatre centimètres environ de l'articulation tibio-tarsienne. La plaie de sortie se trouve à la même hauteur, sur la face postérieure de la jambe, mais en dedans de l'axe du membre. On pourrait donc croire que le tibia a été traversé obliquement d'avant en arrière et de dehors en dedans. — La sonde introduite dans les divers trajets fistuleux, pénètre à une grande profondeur vers l'axe du tibia; elle indique la présence de nombreuses esquilles; et, en effet, les jours suivants, il est facile d'en retirer beaucoup, dont les unes sont tellement petites qu'il semble que l'os ait été broyé, et dont les autres, un peu plus volumineuses, sont composées alternativement de tissu compacte et de tissu spongieux.

L'état du malade semble d'abord s'améliorer; mais, à partir du 20 novembre, il est pris de diarrhée, qui cède avec peine à la fin du mois et le laisse plus faible, plus pâle et plus amaigri que lors de son entrée. Un gonflement œdémateux et phlegmoneux tout à la fois, a envahi l'extrémité inférieure de la jambe, ainsi que le pied; une suppuration fétide et de mauvaise nature, bien que peu abondante, s'écoule par les trajets fistuleux. On a recours aux injections de teinture d'iode mises en usage depuis l'entrée du malade. — Le 2 décembre, Falary est saisi vers neuf heures du soir, d'un frisson intense qui dure pendant plus de deux heures et est suivi d'une chaleur brûlante avec fréquence du pouls, sécheresse de la peau et soif vive. — Le lendemain, nous le trouvons fort abattu, offrant un état fébrile marqué et une dyspnée inquiétante; langue blanchâtre, facies terreux; pas de douleur caractéristique dans le thorax, dans l'abdomen ni dans les articulations; céphalalgie médiocre. Le thorax, ausculté et percuté avec soin, n'offre à noter qu'une légère diminution de la sonorité avec un peu de bruit de souffle au-dessous des clavicules, spécialement à droite; la respiration paraît se faire, à peu près normalement, dans toute l'étendue de la poitrine; d'ailleurs point de toux. Je m'empresse de prescrire une potion au quinquina (extrait aqueux de quinquina 8 grammes, sulfate de quinine 50 centigrammes, dans 150 grammes d'infusion de serpentaire de Virginie, additionnée de 6 grammes d'acétate d'ammoniaque et convenablement édulcorée). — Le 4, fièvre moins intense, respiration moins gênée. (Un vésicatoire au bras et mêmes prescriptions.) — Le 5, la fièvre a cédé à peu près entièrement; le malade se trouve mieux et réclame quelques aliments. (Soupe au lait, mêmes prescriptions.) — Le 6, l'orage est passé, le malade est revenu à son état précédent. Il est sans fièvre, sans diarrhée, a dormi un peu et prend quelques aliments. Quant au membre blessé, il est toujours dans le même état, suppurant abondamment et occasionnant, depuis quelques jours, d'assez vives douleurs. L'amputation de la jambe, réclamée avec instance par le malade, lui est promise, par suite de la conviction où l'on est qu'il n'est pas en état de faire les frais de sa guérison.

Le 8 décembre, Falary paraissant, au physique et au moral, dans des conditions favorables au succès de l'opération, M. le docteur Goffres, chirurgien en chef, pratique l'amputation de la jambe, au lieu d'élection, en suivant le procédé à lambeau externe de M. Sédillot.

Je crois pouvoir me dispenser de rapporter jour par jour l'observation de cet opéré ; qu'il me suffise de dire qu'un état spasmodique avec refroidissement très-prononcé suivit l'amputation, et que la réaction fut difficile. Le 10 au matin le malade se trouvait assez bien ; mais dans l'après-midi de ce même jour, un point pleurétique fort douloureux se déclara au côté droit du thorax ; il céda à l'application d'un sinapisme *loco dolenti.* Le 13, on fit le premier pansement. La réunion ne paraissait pas s'être opérée, au moins en avant ; il y avait de la suppuration, et la plaie avait une couleur grisâtre. Les jours suivants, cette suppuration augmenta, devint fétide et de mauvaise nature. En même temps, l'état général, loin de s'améliorer, ne fit que devenir de plus en plus grave. Le sujet, pâle et exsangue, eut presque continuellement de la fièvre, quelquefois entrecoupée de frissons ; le point de côté, qui avait d'abord cédé à l'application d'un sinapisme, ne tarda pas à se faire sentir de nouveau ; la respiration devint de plus en plus difficile, malgré l'application de vésicatoires aux bras et sur le thorax ; enfin, ce pauvre blessé succomba le 28 décembre, avec tous les symptômes d'un épanchement thoracique dû sans doute à la résorption purulente.

L'autopsie n'a pas été faite, à cause de l'empressement du garçon d'amphithéâtre à faire inhumer le corps, sans s'être informé si on désirait l'ouvrir.

Examen du membre amputé. — La peau, le tissu cellulaire et les muscles de la jambe sont comme infiltrés par une lymphe plastique, qui fait un tout presque homogène de ces parties et s'oppose à leur dissection; l'infiltration et l'épaississement des tissus augmentent à mesure que l'on s'approche du foyer de l'altération osseuse. Les deux os de la jambe, à leur extrémité inférieure, sont considérablement augmentés de volume ; le périoste, épaissi et vasculaire, se détache avec assez de facilité, et au-dessous on trouve un tissu osseux de nouvelle formation, très-tendre et fortement vascularisé. Le tibia et le péroné paraissent complètement soudés dans leur quart inférieur. Cette soudure commence quelques centimètres au-dessus du lieu où les os ont été atteints par la balle. Le trajet du projectile est très-bien indiqué par deux ouvertures arrondies, qui sont situées l'une en avant, l'autre en arrière de ce qui était précédemment l'espace inter-osseux. Au-dessous de ces ouvertures, la soudure des os recommence et se continue jusqu'à l'articulation du cou-de-pied. L'examen des os semble indiquer que le péroné a été très-légèrement écorné, tandis que c'est le tibia qui a été plus particulièrement atteint par le projectile. Cette pièce anatomique ayant été mise à macérer, les curieuses dispositions que nous venons d'indiquer sont devenues plus évidentes, par la destruction de toutes les parties molles qui masquaient la disposition des os. Le tibia et le péroné sont réellement soudés par des stalactites osseuses, qui se portent de l'un à l'autre; leur développement au-dessus, mais spécialement au-dessous de la blessure, est considérable; c'est le tibia qui en fait presque tous les frais. La circonférence de ces deux os au-dessus des malléoles, c'est-à-dire dans le point où ils sont normalement le plus amincis, est de 17 centimètres. Ce qu'il y a de particulier, c'est qu'une caverne spacieuse (puisqu'elle a 2 centimètres et demi dans un sens et plus de 4 centimètres dans l'autre), est creusée au sein de la portion épaissie du tibia, en dedans, par conséquent, des ouvertures d'entrée et de sortie de la balle. Un canal ovalaire, ayant plus d'un centimètre de large, part de la partie la plus déclive de cette caverne, pour s'ouvrir au-dessus et un peu en arrière de la malléole interne. A l'état frais, cette caverne était tapissée par une membrane rougeâtre et tomenteuse. Aujourd'hui qu'elle est détruite, les parois de la cavité paraissent formées par un tissu osseux normal.

Je serai sobre de réflexions sur ce fait, que je crois assez rare ; aussi bien me paraît-il difficile de dire ce qui serait advenu si, le membre ayant été conservé, le malade eût été en état d'attendre une guérison naturelle. Il est certain, l'examen de la pièce le démontre, que toutes les portions nécrosées avaient été éliminées ; la caverne osseuse, revêtue d'une membrane de formation nouvelle et probablement pyogénique, était devenue un organe pathologique sécrétant du pus ou une matière puriforme, dont la persistance et la quantité étaient pour le malade une cause incessante d'affaiblissement.

Cette sécrétion se serait-elle tarie? cette caverne se serait-elle comblée? Voilà ce que j'ignore. Cependant, si nous nous en rapportons aux données que possède la science, il est permis de croire que la guérison aurait pu s'effectuer par un dépôt successif de nouvelles couches osseuses qui auraient comblé la cavité creusée dans le tibia. Cette opinion est d'ailleurs celle de J. Hunter. Ce célèbre chirurgien établit que : « Si c'est un os cylindrique qui est le siége de l'exfoliation, il présente l'aspect d'un os de fœtus privé de son épiphyse : *il est creux*, mais il se remplit, comme un os qui est dans la période de développement, par l'addition d'une matière osseuse [1]. »

Cette opinion étant admise comme vraie, a-t-on bien fait de pratiquer l'amputation? Je n'hésite pas à me

[1] J. Hunter; *Leçons sur les principes de la chirurgie*; Œuvres, tom. I, pag. 585.

prononcer pour l'affirmative. L'état physique et moral du malade, au moment où l'opération a été pratiquée, était tel, que je suis convaincu qu'il aurait succombé infailliblement, si on lui eût refusé cette dernière chance de salut. C'est ce qui me porta à conseiller vivement l'opération, lorsque M. Goffres voulut bien me demander mon avis. Le résultat survenu est sans doute regrettable, mais il ne peut être imputé à tort à personne.

Les observations que nous venons de rapporter, prouvent que ce ne sont pas toujours les lésions traumatiques les plus étendues, qui entraînent les plus fâcheuses conséquences; bien souvent une fracture partielle ou un simple écornement osseux, est une source de longs et pénibles accidents. Le fait que nous allons relater en raccourci nous en fournit un nouvel exemple.

Observation XXX.

Plaie de balle à l'extrémité supérieure du bras, suivie de carie et de nécrose partielle de l'humérus; extraction de plusieurs séquestres. Guérison au bout de onze mois.

Dedieu (Joseph), 22 ans, du 18e de ligne, blessé le 22 mai 1855, est entré à l'hôpital le 18 août suivant. — Il a été atteint par une balle qui, pénétrant dans le creux sous-claviculaire droit, un peu en dedans de l'apophyse coracoïde, a labouré obliquement de haut en bas et de dedans en dehors la partie supérieure de l'humérus, et est venue sortir à la face externe du bras, immédiatement au-dessous de l'empreinte deltoïdienne. L'humérus n'a pas été fracturé complètement, car on n'a reconnu aucune solution de continuité ; mais il est difficile de croire qu'il n'ait pas été entamé par le projectile.

A son entrée, nous trouvons une tuméfaction assez grande du moignon de l'épaule, avec engorgement dur de toutes les parties voisines; impossibilité absolue des mouvements du bras, qui ne peuvent être provoqués artificiellement sans déterminer de la douleur. Deux ouvertures fistuleuses, donnant issue à une suppuration abondante et fétide, existent sur les lieux d'entrée et de sortie de la balle. La sonde, introduite dans ces trajets, pénètre profondément, mais n'atteint pas l'os. L'état général est assez satisfaisant, malgré la maigreur et la pâleur du sujet. (Trois quarts d'aliments; portion de vin, tisane de houblon, 50 grammes vin de quinquina ; plus tard, décoction de quinquina coupée avec du lait. Injections de teinture d'iode *pure* dans les trajets fistuleux, tous les jours, et cataplasmes.) — Les ouvertures fistuleuses tendant à se rétrécir et le pus s'écoulant difficilement, je pratique, le 18 août et le 7 septembre, des incisions larges et profondes qui facilitent sa sortie. Le 9 septembre, la sonde, introduite par l'ouverture récemment pratiquée au-dessus de l'empreinte deltoïdienne, pénètre très-profondément et arrive sur l'humérus, qu'elle fait reconnaître très-friable et saignant facilement, à la hauteur du col chirurgical. — Le 12, une petite esquille osseuse compacte se fait jour spontanément par l'ouverture supérieure. Les jours suivants, un morceau de drap sort par l'orifice inférieur. La suppuration diminue; elle est de meilleure nature; l'état général est satisfaisant. Le 6 novembre, la sonde indique, dans la fistule, la présence d'une esquille osseuse mobile. (Éponge préparée pour dilater la plaie.) Le 8, j'extrais un séquestre ayant au moins la grosseur d'une noix; il est surtout formé de tissu spongieux. Le 11, je retire deux autres séquestres dont le plus gros a le volume d'une noisette. Le 30, extraction d'une autre petite esquille. Au commencement du mois de décembre, la suppuration est devenue moins abondante et de bonne nature; le moignon de l'épaule a repris ses dimensions et sa forme ordinaires. La sonde fait constater qu'il y a encore un séquestre volumineux, que les pinces saisissent sans pouvoir l'ébranler. L'état général est excellent et le blessé prend de jour en jour de l'embonpoint. Les choses étaient encore dans cet état, le 31 décembre 1855, lorsque je quittai le service.

J'ai vu le malade plusieurs fois depuis lors, dans le courant des mois de janvier, février et mars 1856; aucun changement n'avait eu lieu; mais j'ai appris que, depuis lors, de nouveaux séquestres s'étant spontanément fait jour au dehors, la plaie s'était cicatrisée, et que le malade était sorti complètement guéri, dans le courant du mois de mai.

Ce n'est pas seulement par une guérison radicale obtenue dans des circonstances peu favorables, que l'observation précédente a de l'importance à mes yeux; elle me paraît également digne d'attention, sous le rapport du genre de lésion causée par la balle.

Le trajet parcouru par le projectile, indique suffisamment que l'humérus a subi tout au moins une contusion violente et que le périoste a été déchiré. Nous avons pu acquérir la certitude, quand le malade est entré à l'hôpital, que l'os était profondément carié. Cette carie était étendue et peu accessible aux instruments. Les désordres éprouvés par les parties molles environnantes, étaient si graves, et la suppuration était tellement abondante, qu'il semblait impossible que le malade pût y résister; aussi, M. le docteur Goffres crut-il devoir lui proposer l'amputation scapulo-humérale. Le blessé eut le bon esprit de refuser. Je n'hésite pas, pour ce qui me concerne, à attribuer la guérison aux injections de teinture d'iode *pure*, qui ont été faites *tous les jours*, *pendant plusieurs mois*. C'est, très-certainement, ce remède qui a prévenu l'infection purulente, transformé en nécrose partielle la carie humérale, et favorisé l'élimination des séquestres. J'ajouterai, parce que je tiens à consigner cette remarque dans le présent travail, que j'ai eu très-fréquemment recours aux injections iodées, dans les trajets fistuleux profonds, surtout quand ils étaient sous la dépendance de lésions osseuses, et que je m'en suis presque toujours parfaitement trouvé.

Avant de terminer ce mémoire, et dans le but de compléter autant que possible le tableau des lésions osseuses des membres, par armes à feu, qui se sont présentées à mon observation, je dois rapporter deux cas de fractures articulaires, les seuls qui aient été traités dans nos salles. Ces faits sont tous deux relatifs à l'articulation du coude; les blessures avaient été causées par des balles.

Si je rapporte ces deux observations à la suite des fractures partielles, ce n'est pas que je veuille les faire rentrer absolument dans cette catégorie; c'est tout simplement pour ne pas trop multiplier les divisions de ce travail.

Observation XXXI.

Fracture du coude et destruction de l'olécrâne, causées par une balle; issue d'esquilles primitives et consécutives. Guérison avec ankylose de l'articulation.

Cambrai, voltigeur au 14e de ligne, 25 ans, blessé le 23 ma 1855, est entré à l'hôpital le 18 août suivant. — Il a été atteint par une balle, qui, pénétrant d'arrière en avant et de dehors en dedans, au-dessous et en dehors du coude gauche, est sortie, 47 jours après la blessure, par l'incision pratiquée pour ouvrir un abcès qui s'était formé à l'extrémité inférieure du bras. Des fragments osseux de volume variable, dont quelques-uns, au dire du malade, avaient la grosseur du doigt, ont été retirés par la plaie d'entrée, de même que des débris de toile et de drap; d'autres esquilles osseuses ont été éliminées pendant la longue suppuration qui a suivi la blessure. A l'époque où nous avons observé le blessé, il n'existait plus, à la région du coude, qu'une petite plaie bientôt cicatrisée. La saillie du coude était effacée par suite de la destruction de l'apophyse olécrâne; il y avait une ankylose complète des articulations huméro-cubitale et radio-cubitale du côté blessé, l'avant-bras restant fixé en demi-flexion et semi-pronation. Il n'existait plus qu'un léger engorgement non douloureux de l'articulation. La guérison pouvait donc être considérée comme complète, lorsque le blessé sortit de l'hôpital le 30 août.

Observation XXXII.

Fracture de l'articulation du coude, causée par une balle; issue d'esquilles primitives et consécutives. Ankylose de l'articulation.

Beck (Rupert), fusilier au 6e de ligne, blessé le 7 juin 1855, est entré à l'hôpital le 23 septembre suivant. — Il a eu l'articulation du coude traversée par une balle, directement d'avant en arrière. La plaie d'entrée était sur le pli du bras, en dehors du tendon du biceps ; la plaie de sortie était directement au sommet du coude. Des esquilles osseuses peu volumineuses furent extraites immédiatement après la blessure, et consécutivement, lorsque la suppuration se fut établie, principalement par la plaie de sortie. — A son entrée à l'hôpital, le membre blessé présente antérieurement un trajet fistuleux très-profond, par lequel la sonde fait reconnaître la présence de plusieurs esquilles; en arrière, correspondant au sommet absent de l'olécrâne, existent deux ulcères assez larges et d'un aspect peu satisfaisant. L'articulation du coude et les parties voisines sont fortement tuméfiées; il y a de la douleur et une suppuration abondante. Les jours suivants, le gonflement, la douleur et la suppuration diminuent; les ulcères du coude se cicatrisent. Le trajet fistuleux antérieur (qui n'est autre chose que la plaie d'entrée persistante), étant dilaté au moyen de l'éponge préparée, on peut facilement extraire des esquilles nombreuses et de volume variable, dont plusieurs offrent des surfaces lisses évidemment articulaires. Le 24 octobre, après des tentatives inutilement renouvelées les jours précédents, je retire par la même plaie un séquestre volumineux que l'on reconnaît à sa forme arrondie pour la petite tête de l'humérus. L'ankylose de l'articulation du coude, qui s'est faite à angle légèrement obtus, est presque complète.

Depuis cette époque, jusqu'au moment où j'ai dû quitter le service, aucun nouveau corps étranger n'a été extrait. Des trajets fistuleux se sont alternativement ouverts et fermés sur divers points de la face postérieure du coude, et, par leur trajet, on a pu reconnaître que la trochlée humérale était nécrosée au moins en partie. Les mêmes phénomènes ont continué à se produire sans changement notable, dans les mois de janvier, février et mars 1856, et, la dernière fois que j'ai vu le malade, il était absolument dans le même état. Aucune tentative d'extraction des séquestres n'avait été faite.

Quelle sera la terminaison de cette blessure? Il est probable que la suppuration finira par détacher les portions osseuses nécrosées qui existent encore au sein de cette articulation, et qu'elles se feront jour par les trajets fistuleux existants, à moins qu'on ne vienne en aide à la nature impuissante. Dans tous les cas, la guérison peut encore se faire attendre pendant plusieurs mois, et elle ne sera pas obtenue sans une prolongation de souffrances et de dangers pour le malade. Ce résultat aurait pu être bien différent, ou du moins plus promptement obtenu, si, lorsque la fracture des surfaces articulaires a été constatée, on avait eu recours à leur résection, ou si du moins on s'était attaché à extraire tous les fragments osseux.

En jetant un regard d'ensemble sur les observations contenues dans ce chapitre, on ne pourra s'empêcher de reconnaître que les fractures *partielles* des os des membres, compliquant les plaies par armes à feu, méritent toute l'attention des pathologistes.

Non-seulement ces blessures ne sont pas rares, mais encore elles offrent souvent un haut degré de gravité.

Cette gravité résulte tout entière de la présence des esquilles déterminées par le projectile; elle se traduit par de longues suppurations et par des accidents inflammatoires plus ou moins souvent répétés.

La conduite du chirurgien, dans ces sortes de blessures, est toute tracée d'avance : il doit, après avoir reconnu la lésion de l'os, s'attacher à extraire le plus promptement possible toutes les esquilles libres ou adhérentes qui compliquent la plaie et s'opposent à sa prompte cicatrisation. Si la nécrose s'est emparée de l'os blessé, il faut, selon les circonstances, attendre l'élimination spontanée des séquestres, ou recourir à des résections osseuses. L'ablation du membre ne doit être pratiquée que lorsqu'il est bien avéré que le malade ne peut guérir par aucun autre moyen.

CONCLUSIONS.

En terminant ce mémoire, il me paraît utile de résumer sous forme de propositions, les conclusions générales qui en découlent.

I. *Au point de vue étiologique et symptomatique :*

Mes observations démontrent que les projectiles lancés par les armes et par les bouches à feu, peuvent donner naissance aux lésions osseuses les plus diverses, dont les principales sont :

1° Les *fractures sans plaies,* dont quelques-unes sont absolument simples et diffèrent peu des fractures ordinaires;

2° Les *fractures complètes et compliquées de plaies*, dont les unes sont *nettes* ou *sans esquilles,* et les autres sont *comminutives* ou *avec esquilles;*

3° Les *fractures partielles* également *compliquées de plaies,* dans lesquelles une partie seulement de l'os a été détachée.

II. *Au point de vue de la marche, du pronostic et des terminaisons :*

1° Les fractures *sans plaies*, ne différant guère des fractures ordinaires, par cause directe, guérissent d'habitude aussi facilement que ces dernières;

2° Les fractures *nettes*, quoique *compliquées de plaies*, peuvent se consolider avec la même facilité et dans le même temps que les fractures simples, s'il n'existe pas d'autres complications ;

3° Les fractures *complètes* que j'appelle *esquilleuses*, peuvent guérir spontanément, après élimination d'esquilles primitives ou secondaires ;

4° Les fractures vraiment *comminutives* ou en éclats sont les plus graves de toutes ; il est rare qu'elles guérissent sans opération, quand elles siégent aux os principaux du membre inférieur ; mais la guérison spontanée peut s'effectuer, dans les os d'un moindre volume, après élimination d'esquilles consécutives ;

5° Quant aux fractures *partielles*, elles guérissent habituellement au bout d'un temps variable, mais après s'être compliquées d'accidents plus ou moins graves, dus à la présence d'esquilles ou de portions osseuses nécrosées.

III. *Au point de vue du traitement :*

1° Les fractures par armes à feu, *sans plaies*, doivent être traitées comme des fractures ordinaires;

2° Les fractures *nettes*, *compliquées de plaies simples*, ne demandent d'autres modifications au traitement habituel des fractures, que celles qu'exige la présence de la plaie. On doit par-dessus tout les maintenir à l'abri du contact de l'air. Dans aucun cas, on ne saurait songer à l'amputation immédiate;

3º Dans les *fractures complètes avec esquilles*, la conservation du membre est possible, quand ces esquilles sont peu volumineuses et la lésion des parties environnantes peu étendue. L'extraction immédiate de toutes les esquilles mobiles est de rigueur. Pour tout le reste du traitement, il faut se comporter comme pour les fractures compliquées de plaies ;

4º Les fractures vraiment *comminutives* du fémur sont les seules où l'amputation immédiate puisse être posée en règle générale. Dans tous les autres cas, cette opération ne peut être motivée que sur les circonstances spéciales de la blessure. L'extraction de toutes les esquilles libres ou mobiles et la résection des fragments irréguliers, sont des moyens qui doivent être mis en usage, le plus tôt possible, quand on se décide à tenter la conservation du membre ;

5º Enfin, dans les fractures *partielles*, l'extraction de toutes les esquilles osseuses, nécessaire de suite après la blessure, doit être le but poursuivi par le chirurgien pendant toute la durée du traitement, puisque ce n'est qu'après leur élimination complète que la guérison est possible. C'est seulement dans quelques cas spéciaux que l'on devra recourir aux résections osseuses ou à l'amputation.

DES FRACTURES,

PAR ARMES A FEU,

DU CRANE ET DE LA FACE.

L'étude attentive des fractures des membres, par armes à feu, à laquelle je me suis livré dans le précédent Mémoire, m'a permis d'établir la fréquence relative de certaines lésions osseuses considérées jusqu'à ce jour comme plus ou moins rares, et de montrer que, dans certains cas, leur guérison est possible par les seuls efforts de la nature.

Les faits nombreux que j'ai rapportés prouvent qu'il existe :

1° Des fractures *sans plaies*, dont quelques-unes sont absolument simples et diffèrent peu des fractures ordinaires;

2° Des fractures *complètes* avec plaies, dont les unes sont *nettes* ou sans esquilles, et les autres *comminutives* ou avec esquilles;

3° Des fractures *partielles*, dans lesquelles une partie seulement d'un os a été détachée.

L'observation m'a démontré que les os de la tête peuvent subir, par suite de l'action des projectiles mis en mouvement par la poudre de guerre, des lésions aussi variées que celles que j'avais constatées sur les os des membres.

Les faits que je possède sont peu nombreux, et on en concevra sans peine les motifs, au moins pour ce qui concerne les os du crâne : les organes contenus dans cette cavité osseuse étant esssentiels à la vie, beaucoup de leurs blessures sont immédiatement mortelles, et la plupart des autres sont d'une telle gravité, que les malades ne pourraient être déplacés sans danger, jusqu'à ce que leur guérison soit presque assurée. C'est ce qui explique pourquoi, parmi les nombreux blessés de l'armée de Crimée, reçus dans le service auquel j'étais attaché, à l'hôpital temporaire de la Citadelle de Montpellier, il y a eu un si petit nombre de fractures des os du crâne.

Les lésions des os de la face se sont, au contraire, montrées assez nombreuses ; mais la plupart des blessés nous sont arrivés presque guéris et n'ont fait que passer dans nos salles. Je regrette que le temps m'ait manqué pour recueillir quelques notes sur une série vraiment remarquable de blessures de la face, par coups de feu, que nous avons observées sur un convoi de malades formé presque exclusivement de militaires frappés à l'attaque de la tour Malakoff. Toutes ces blessures, noblement difformes, guéries rapidement, malgré des fractures étendues et multiples des os de la face, montraient combien sont grandes les ressources que la nature tient en réserve, pour remédier au traumatisme de ces régions.

Les os du crâne ne sont certainement pas à l'abri des *fractures* par armes à feu *non compliquées de plaies ;* mais il doit être rare de voir ces fractures guérir sans accidents, à cause des dangers qui résultent de la commotion, de la contusion ou de la compression du cerveau. Aussi n'en avons-nous point vu d'exemples. Les fractures sans plaie des os de la face se sont au contraire présentées quelquefois à notre observation. Le fait suivant offre un spécimen de ce genre de blessures :

Observation I.

Fracture simple des os du nez par un éclat de bombe. Guérison sans accidents.

Le nommé Martin, du 1er régiment de zouaves, a été blessé le 8 septembre 1855, lors de l'assaut de Sébastopol, par un éclat de bombe qui, le frappant entre les deux yeux, produisit une contusion violente avec fracture des os du nez, sans plaie. A la suite de cette blessure, il y eut des épistaxis abondantes et répétées, puis issue, par les narines, de quelques débris osseux d'un très-petit volume.

A son entrée à l'hôpital de Montpellier, le 22 novembre, nous constatons que les os du nez sont complétement affaissés, ce qui défigure le malade; il semble même que la bosse nasale ait subi un léger enfoncement, ce qui indiquerait une fracture de la paroi antérieure du sinus frontal. Il n'y a plus aucune trace de gonflement, et le blessé n'éprouve ni douleur ni incommodité. La consolidation des os fracturés paraît être complète. Les larmes suivent leur cours naturel, et l'air passe par les narines sans trop de gêne pour le blessé, qui sort de l'hôpital le 22 novembre.

Ce n'est guère que dans les cas de blessures par des éclats de pierre, de bombe ou d'obus que l'on peut observer des fractures simples, dans le genre de celle que nous venons de rapporter; les balles et les biscaïens doivent presque nécessairement produire en même temps des plaies plus ou moins étendues.

Les fractures *compliquées de plaies* sont rarement *nettes:* presque toujours elles s'accompagnent d'esquilles, surtout quand elles intéressent les os qui composent la boîte crânienne. C'est encore uniquement à la face que nous avons observé ces fractures sans esquilles, dont les os des membres nous ont offert plusieurs exemples.

Observation II.

Fracture des os nasaux et maxillaires supérieurs, avec plaie, causée par un éclat de bombe. Guérison sans accidents.

Cicéron (Philippe), du 5e d'artillerie, âgé de vingt-sept ans, blessé le 17 août 1855, est entré à l'hôpital le 1er septembre suivant. Sa blessure a été produite par un gros éclat de bombe, qui, le frappant entre les deux yeux, a occasionné une plaie transversale s'étendant d'un sourcil à l'autre. Les os du nez ont été en même temps fracturés et enfoncés, et la fracture s'est probablement étendue aux apophyses montantes des maxillaires supérieurs, puisque le malade éprouve de la douleur dans cette région de la face, et que presque toutes les dents de la mâchoire supérieure sont ébranlées.

A son entrée, nous constatons une déformation de la face caractéristique. Le nez est comme écrasé à sa base ; la pression provoque de la douleur, mais aucune crépitation. La plaie, dont les bords sont mâchés, suppure modérément. On se contente de la panser avec des plumasseaux de charpie cératée, et on la touche souvent avec le crayon de nitrate d'argent, pour rendre la cicatrice le moins exubérante possible.

La plaie était à peu près cicatrisée le 24 septembre, jour où le blessé sortit de l'hôpital, pour aller en convalescence. Les dents s'étaient raffermies dans leurs alvéoles, et la consolidation des os fracturés paraissait s'effectuer.

Dans l'observation suivante, la blessure était plus grave, puisque la fracture du pariétal a été suivie de l'élimination de nombreuses esquilles consécutives.

Observation III.

Fracture en étoile du pariétal gauche, avec plaie, causée par un éclat de bombe; issue d'esquilles consécutives. Guérison.

Nogier (Pierre), du 57e de ligne, âgé de vingt-deux ans, entre à l'hôpital le 1er septembre 1855. Il a été blessé, le 14 août précédent, à la région pariétale gauche, par un éclat de bombe qui a occasionné une plaie contuse, avec commotion cérébrale et perte momentanée de connaissance; aucune esquille osseuse ne paraît avoir été extraite jusqu'à l'entrée du malade. A cette époque, seize jours après la blessure, nous constatons l'existence d'une plaie irrégulière peu étendue, siégeant à la région pariétale gauche, à peu près vers la bosse du même nom; elle donne issue à un pus assez abondant et fétide. La sonde, introduite dans cette plaie, arrive directement sur l'os, dont elle fait constater la nécrose partielle; il ne paraît pas que le séquestre soit mobile. Le malade se plaint d'éprouver une céphalalgie presque continue, avec des étourdissements fréquents; il a peu d'appétit; son état général, sans indiquer l'existence d'aucune affection morbide caractérisée, annonce cependant une débilitation marquée.

Les jours suivants, l'état général s'améliore, la céphalalgie diminue; la plaie se rétrécit, bien que la suppuration soit toujours assez abondante. Un phénomène assez singulier se passe dans cette plaie, et fait croire aux élèves qu'elle est en communication directe avec la cavité crânienne : lorsque le pus s'est accumulé dans la plaie, de manière à la remplir, on remarque parfois que ce liquide est agité par des ondulations isochrones aux pulsations artérielles. Ce phénomène est très-évident, et on peut en quelque sorte le faire naître à volonté; je n'hésite pas à le considérer comme résultant des pulsations des artères qui serpentent dans les parties molles autour de la plaie. En effet, l'examen le plus attentif avec la sonde ne fait découvrir aucun trajet susceptible de mettre celle-ci en communication avec la cavité crânienne.

Jusqu'au 22 septembre, on n'observe rien qui mérite d'être noté. Sous l'influence d'une nourriture substantielle, aidée de l'usage du vin de quinquina et de la tisane de houblon, le blessé a repris des forces et de l'embonpoint; la céphalalgie s'est presque dissipée. La sonde indiquant une certaine mobilité de la portion osseuse nécrosée, on dilate, avec l'éponge préparée, la plaie, qui s'était considérablement rétrécie. Du 23 au 30, on extrait presque journellement un grand nombre d'esquilles d'un petit volume, mais dont l'ensemble représente cependant une surface osseuse de la largeur d'une pièce de deux francs. Ces esquilles ne comprennent que la table externe du pariétal et une portion du diploé.

Le 1er octobre, la suppuration devient de moins en moins abondante ; on cesse de dilater la plaie ; qui marche rapidement vers la cicatrisation, et est complétement fermée le 25 octobre, après l'issue de quelques autres petits fragments osseux.

Le 5 novembre, le blessé, tout à fait guéri, sort de l'hôpital. La cicatrice de sa blessure est très-enfoncée et adhérente à l'os.

Les circonstances principales qui donnent un certain intérêt à cette observation sont : la nature de la lésion osseuse, caractérisée par une fracture en étoile de la bosse pariétale, ne comprenant que la table externe de cet os, et l'ensemble des symptômes morbides offerts par le blessé lors de son entrée à l'hôpital. La céphalalgie constante et les étourdissements fréquents qu'il accusait, joints à un certain air d'hébétude de la physionomie et à la perte de connaissance qui avait suivi la blessure, pouvaient faire craindre l'existence d'une lésion cérébrale. Il n'en était rien cependant, et la manière dont s'est opérée la guérison a montré que les phénomènes sus-indiqués étaient purement sympathiques.

L'ondulation du pus isochrone aux pulsations artérielles, qui a été constatée à plusieurs reprises dans la profondeur de la plaie, semblait de nature à faire croire que la cavité crânienne était ouverte et que les membranes du cerveau étaient en communication avec la plaie. J'ai déjà dit les motifs qui m'ont éloigné de cette manière de voir ; mon opinion se trouve d'ailleurs confirmée par les remarques suivantes, que j'emprunte à J. Hunter :

« Pendant le travail de séparation (des parties osseuses nécrosées), le pus, rassemblé dans un trou qui communique avec les granulations sous-jacentes au séquestre, est soulevé par des battements, qui tantôt sont considérables, tantôt sont à peine perceptibles. Cette différence dépend en grande partie de l'état des granulations, de leur santé, de leur plénitude, etc. Si elles sont toutes réunies, il en résulte des pulsations très-fortes. L'impulsion dépend aussi du rapport qui existe entre la largeur du trou et la quantité des granulations qui existent au-dessous. Après la trépanation, l'expansion des artères du cerveau devient visible, parce qu'elle se présente tout entière en un seul point. Il en est de même pour les granulations, lorsque leur masse est considérable eu égard à l'étendue du trou. Ce fait s'explique mécaniquement : c'est ainsi que, dans le thermomètre, on voit l'expansion du mercure dans la tige, tandis que l'œil ne l'apprécierait pas dans la boule (1). »

Il est probable que, chez le sujet de notre observation, les pulsations des artères frontales et temporales ont concouru, en même temps que la cause signalée par Hunter, à la production du phénomène en question. Il s'est produit, en effet, à une époque où le séquestre n'était pas encore mobile et où les granulations n'avaient pas acquis un grand développement.

Dans l'observation que nous venons de rapporter, des phénomènes purement sympathiques ont pu faire craindre une lésion cérébrale qui n'existait pas. C'est le contraire qui a eu lieu dans le fait suivant, où l'on voit qu'une lésion des plus graves du cerveau et de ses enveloppes a pu rester méconnue pendant longtemps, par suite de l'absence des symptômes qui la révèlent d'ordinaire.

Observation IV.

Fracture comminutive de la portion écailleuse de l'os temporal gauche; absence de symptômes cérébraux pendant quatre mois; issue tardive des esquilles osseuses et d'un fragment de balle; méningite. Mort. Autopsie.

Dubreuille (Jean), fusilier au 20e de ligne, âgé de vingt-deux ans, blessé le 8 septembre 1855, est entré à l'hôpital le

(1) J. Hunter, *Leçons sur les princip. de la chir.*— *Œuvres,* T. I, p. 585.

22 novembre suivant. Il présente un trajet fistuleux étroit, situé à la région temporale gauche, au-dessus et en avant du pavillon de l'oreille, donnant une suppuration médiocrement abondante, grisâtre et fétide. Une sonde introduite dans la fistule arrive sur l'os temporal dénudé dans sa portion écailleuse et manifestement nécrosé. Les renseignements que nous fournit le malade sont les suivants : il ignore par quoi il a été blessé ; il croit cependant que c'est par une balle ; il ne sait si ce corps étranger a été extrait, mais il pense que, sa blessure étant assez large, on l'aurait vu s'il y avait été. Il n'a pas perdu connaissance à la suite de sa blessure, qui a saigné abondamment, et celle-ci n'a rien offert de particulier dans sa marche, si ce n'est la persistance du trajet fistuleux actuel.

L'état général du blessé est bon ; il n'accuse aucune douleur autre que celle qu'il ressent vers sa blessure ; point de céphalalgie ; liberté complète de l'intelligence, de la sensibilité et de la motilité ; bon appétit et digestions faciles ; point de fièvre.

Peu de jours après son entrée, le malade contracte un catarrhe accompagné d'un point de côté à droite. Cette affection cède assez rapidement, et le blessé, qui avait été mis à la diète pendant peu de jours, reprend bientôt son régime ordinaire (trois quarts rôti ; portion de vin). Quant à la fistule, elle est pansée simplement avec des plumasseaux de charpie cératée.

Le 1er décembre, la sonde ayant fait reconnaître la mobilité des esquilles du temporal, on dilate la plaie par l'introduction journalière de cylindres d'éponge préparée. Du 3 au 5, on peut saisir et extraire, à l'aide de pinces à disséquer, quatre esquilles minces, offrant à peu près les dimensions de pièces de 20 ou de 50 centimes, et appartenant à la portion écailleuse du temporal. Les jours suivants, on continue à dilater la plaie, qui est d'ailleurs pansée avec le vin aromatique. La vue ne peut plonger jusqu'au fond de la blessure, mais la sonde indique que tous les corps étrangers n'ont pas été extraits.

Le 7, le malade accuse une douleur vive à la partie moyenne et externe de la cuisse gauche ; elle s'accompagne d'un très-léger gonflement, d'un peu de chaleur locale et d'une grande sensibilité au toucher, avec gêne des mouvements du membre. Ces symptômes persistent jusqu'au 25, et cèdent graduellement après l'usage de frictions camphrées et opiacées, de cataplasmes émollients, d'une application de sangsues et enfin d'un vésicatoire sur le point douloureux.

Pendant tout ce temps, la plaie de la région temporale était dans le même état. Des explorations fréquentes me faisaient toujours constater la présence d'un corps étranger, que je pus à plusieurs reprises saisir avec des pinces à disséquer, sans toutefois pouvoir l'extraire, l'instrument n'ayant pas suffisamment de prise. Les pinces à esquilles et les pinces à pansement ne pouvaient m'être utiles, à cause des dimensions trop étroites de la plaie. Ces explorations et ces tentatives d'extraction étant fort douloureuses, et l'éponge préparée elle-même déterminant des souffrances qui privaient le malade de repos, je crus devoir en suspendre momentanément l'usage, en attendant que la suppuration facilitât l'issue du corps étranger, que je supposais être une esquille volumineuse. Il me paraissait d'ailleurs que, par suite de la destruction partielle de la paroi crânienne, dans le fond de la blessure, c'était s'exposer à léser le cerveau ou ses membranes que de brusquer les choses. On se contenta donc, pendant quelques jours, de panser la plaie avec des plumasseaux de charpie imbibée de vin aromatique et avec des cataplasmes, et de faire quelques injections avec le vin aromatique.

Les choses restèrent dans cet état, jusqu'au commencement du mois de janvier 1856, le malade mangeant et digérant bien, se promenant toute la journée et se plaignant à peine de sa plaie.

Cependant, le 8 janvier, le blessé ressentit quelques frissons passagers et commença à se plaindre d'un peu de céphalalgie et de fatigue générale. En même temps la suppuration de la plaie devint plus grisâtre, ténue et fétide.

Le 9, en enlevant les pièces du pansement, on recueillit une portion de balle en plomb, complétement mâchée et déformée, qui était spontanément sortie de la blessure. Suppuration peu abondante; couleur grisâtre et comme gangréneuse du fond de la plaie. Les symptômes morbides observés la veille persistent.

Le 10, affaissement général; quelques vomissements bilieux; fièvre irrégulière entremêlée de frissons et d'exacerbations, surtout le matin; peu de chaleur à la peau; pouls un peu élevé, sans fréquence; langue naturelle, seulement un peu blanchâtre;

ventre légèrement ballonné et un peu douloureux; pas de diarrhée; stupeur de la face, avec légère tendance à l'assoupissement; conservation de l'intelligence, qui est intacte. Point de paralysie; point de convulsions.

Ces symptômes vont en s'aggravant les jours suivants, sans cependant offrir rien de bien tranché; on croit aux débuts d'une fièvre typhoïde. Le malade succombe le 12, sans qu'il y ait eu ni coma, ni convulsions, ni paralysie, et avec conservation de l'intelligence jusqu'aux derniers moments.

A l'*autopsie*, pratiquée vingt-quatre heures après la mort, on découvre :

1° Que le temporal présente, dans sa portion écailleuse, une perforation ovalaire, d'environ deux centimètres et demi d'avant en arrière, et de deux centimètres de haut en bas. Cette ouverture est évasée en forme d'entonnoir; elle doit cette disposition à ce que deux esquilles, l'une assez volumineuse, en arrière, l'autre plus petite, en bas, font saillie vers l'intérieur de la boîte crânienne. Ces esquilles sont consolidées dans cette position vicieuse et font corps avec le reste de l'os.

2° La dure-mère, exulcérée sur toute la largeur de la perforation osseuse, et offrant en ce point une coloration grisâtre, est épaissie et comme carnifiée sur une surface circulaire de plus de six centimètres de diamètre. Cet épaississement, qui offre en certains endroits au moins *un* centimètre, correspond au point ulcéré de la membrane, et s'étend en avant jusqu'au-dessus de la voûte orbitaire gauche. En ce point, la table interne de l'os coronal offre une coloration rouge, avec érosion superficielle, ayant une certaine ressemblance avec l'ostéite. En grattant la dure-mère sur le point ulcéré, qui répondait au fond de la plaie, on découvre que deux esquilles très-minces et aplaties sont enfoncées dans l'épaisseur de cette membrane, où elles sont comme englobées.

3° Des adhérences récentes, et cependant très-vascularisées, unissent les deux feuillets de l'arachnoïde au pourtour de l'ulcère de la dure-mère. Dans tous les environs, on peut même dire sur presque toute la surface convexe de l'hémisphère cérébral correspondant, l'arachnoïde viscérale est épaissie et fortement adhérente à la pie-mère. Celle-ci est très-injectée, et adhère à son tour à la substance cérébrale, dont on ne peut la séparer qu'avec peine et non sans occasionner des déchirures du cerveau. Les circonvolutions de celui-ci sont de même comme adhérentes entre elles.

4° Le cerveau offre, dans la partie immédiatement sous-jacente à la blessure, une coloration jaunâtre, avec ramollissement superficiel simulant une ulcération. Ce ramollissement est limité par les adhérences dont il a été question, et c'est en ce point seulement que l'arachnoïde viscérale et la pie-mère sont détachées du cerveau et restées adhérentes à la dure-mère, qui les a entraînées quand on l'a enlevée. Le dos du scalpel, promené légèrement à la surface de la partie exulcérée du cerveau, l'entame facilement. Des coupes dirigées dans tous les sens ne font découvrir ni abcès, ni épanchement, ni ramollissement de la pulpe cérébrale, qui semble même offrir plus de consistance qu'à l'état normal. On trouve seulement que le cerveau, surtout dans l'hémisphère gauche, offre un pointillé rouge uniforme, peu intense. Le cervelet est sain.

Les autres organes n'ont pas été examinés.

Je serai sobre de réflexions sur ce fait, qui pourrait cependant donner lieu à de longues considérations. Je me contenterai de signaler rapidement les circonstances qui, à mes yeux, lui donnent surtout de l'intérêt.

Il est remarquable qu'un corps étranger, tel qu'une moitié de balle, ait pu échapper aux recherches des chirurgiens qui ont donné les premiers soins au blessé. Peut-être une autre portion de balle a-t-elle été extraite et a-t-on cru avoir enlevé tous les corps étrangers dont la présence compliquait la blessure. Mais comment se fait-il que le corps vulnérant se soit ainsi partagé et mâché? Faut-il croire que c'est en frappant la portion écailleuse du temporal qu'il s'est ainsi déformé? ou n'est-il pas plus probable que la balle n'a atteint le blessé qu'après avoir ricoché sur une pierre ou un corps dur quelconque, sur lequel elle se serait déformée et divisée? Cette opinion me paraît la plus probable; elle peut d'ailleurs s'appuyer sur de nombreux exemples consignés dans les ouvrages relatifs aux blessures par armes de guerre.

Il n'est pas moins étonnant qu'après une fracture circulaire du temporal, qui a nécessairement amené un certain degré de compression du cerveau, soit par les esquilles enfoncées vers la cavité crânienne, soit par la balle elle-même, soit enfin par l'épaississement morbide éprouvé par la dure-mère, il ne soit survenu, pendant quatre mois, aucun phénomène pathologique du côté des centres nerveux. C'est seulement dans les derniers jours de sa vie que le blessé a accusé un peu de céphalalgie, et on remarquera que, la veille et le jour même de sa mort, les symptômes cérébraux étaient si peu prononcés que, loin de soupçonner une inflammation des membranes cérébrales, on croyait à un commencement de fièvre typhoïde.

En présence d'un pareil fait, on est également étonné et du silence profond gardé par l'organisme durant quatre mois entiers, pendant lesquels la dure-mère, irritée par des esquilles aiguës, s'est graduellement hypertrophiée jusqu'à acquérir un centimètre d'épaisseur dans une largeur de six centimètres ; et de la rapidité avec laquelle la mort est survenue, alors que les symptômes observés ne pouvaient faire prévoir cette prompte terminaison. Y a-t-il eu simple coïncidence entre l'issue spontanée de la balle et le début des accidents qui ont entraîné la mort? ou ne serait-il pas possible que la cessation d'un certain degré de compression, auquel le cerveau et ses membranes s'étaient habitués, ait été pour quelque chose dans le développement de la fluxion inflammatoire dont nous avons trouvé les traces dans les méninges? J'avoue que j'inclinerais volontiers vers cette manière de voir, qui est plus que toute autre d'accord avec les faits et le raisonnement.

Quoi qu'il en soit, l'enseignement qui découle de cette observation ne saurait être perdu. On y voit une preuve nouvelle de la nécessité d'explorer minutieusement toutes les blessures par armes à feu, dans le but de bien s'assurer qu'elles ne renferment aucun corps étranger. Les dimensions plus ou moins grandes de la plaie ne sont pas un motif suffisant pour se dispenser de cet examen, puisque, chez le sujet de cette observation, la plaie était fort large, et cependant on n'a pas vu la balle qu'elle renfermait.

Sans vouloir ériger en règle absolue le précepte de débrider les plaies par armes à feu, nous croyons ce débridement nécessaire, toutes les fois que l'on peut soupçonner la présence d'un corps étranger. Lorsque le blessé dont nous venons de rapporter l'histoire a été confié à nos soins, deux mois et demi s'étaient écoulés depuis la blessure, et nous n'avions pas des indices suffisants pour croire à la présence d'une balle. Dans la persuasion où nous étions qu'il ne s'agissait que d'esquilles osseuses semblables à celles que nous avions déjà extraites, nous nous sommes abstenu de toute opération. Si nous avions été moins réservé, peut-être le sort du blessé eût-il été différent; mais la prudence nous commandait de ne pas nous livrer à des tentatives hasardées; c'est ce que nous avons fait.

On a vu, dans certaines circonstances, des balles ayant effleuré le pourtour de l'orbite se borner à produire une *fracture partielle* ou un simple *écornement*, soit de l'apophyse orbitaire externe, soit de l'arcade sourcilière. Nous avons nous-même observé un cas de ce genre sur un militaire, chez qui un éclat d'obus, dirigé de bas en haut, avait causé une fracture partielle de l'arcade sus-orbitaire, compliquée de commotion de l'œil et de décollement de l'iris, et bientôt suivie de cataracte traumatique. Nous rapporterons plus tard cette observation intéressante, en la rapprochant d'un autre fait où des lésions semblables du globe oculaire succédèrent à une contusion causée par un éclat de pierre.

Les os de la face nous ont assez souvent présenté de ces

fractures partielles, causées soit par des balles, soit par des éclats de bombe.

De tous ces os, le maxillaire inférieur est celui que nous avons trouvé le plus souvent fracturé. Chez tous nos blessés, cette lésion osseuse était compliquée de plaie; presque toujours elle était complète et avec esquilles. Dans un seul cas, nous avons vu une fracture partielle qui s'est terminée par la guérison, après issue d'esquilles primitives et consécutives.

Observation V.

Fracture partielle du maxillaire inférieur, causée par une balle. Guérison après issue d'esquilles primitives et consécutives.

Garrain, du 21e de ligne, blessé le 8 septembre 1855, est entré à l'hôpital le 22 novembre suivant. Il a été atteint, à la région sous-maxillaire gauche, par une balle qui a lésé la base du maxillaire inférieur, sans cependant le fracturer complétement, puisque le malade a toujours pu faire fonctionner sa mâchoire. Quelques fragments osseux sont sortis par la plaie.

A son entrée, nous constatons qu'il existe, sur le lieu de la blessure, un trajet fistuleux par lequel la sonde arrive sur le maxillaire inférieur nécrosé. Cette fistule assez étroite suppure peu, et le blessé se trouve dans de bonnes conditions générales et locales.

Au commencement du mois de décembre, on parvient à extraire, par la fistule préalablement dilatée au moyen de l'éponge préparée, une esquille allongée qui appartient évidemment à la base de l'os. Plus tard, une deuxième esquille est retirée par la bouche, où elle s'était montrée depuis quelques jours, en ulcérant la muqueuse gingivale.

Consécutivement à l'issue de ces deux corps étrangers, le trajet fistuleux cessa de sécréter du pus et se ferma bientôt; l'engorgement qui existait aux environs de la blessure diminua, et, à la date du 15 janvier 1856, la guérison était complète.

Le blessé sortit de l'hôpital vers la fin du même mois.

Je n'ai rapporté cette dernière observation que pour montrer, par un exemple, que les os de la tête, comme ceux des membres, peuvent présenter de ces fractures *partielles*, appelées *incomplètes* par la plupart des auteurs, dans lesquelles une portion seulement de l'os est enlevée ou détachée, sans que ses usages soient immédiatement abolis. Dans le cas présent, on voit que le blessé a pu exercer les mouvements nécessités par la préhension des aliments et la mastication, après comme avant la blessure. Il y a donc utilité, sous le double point de vue du diagnostic et du pronostic, à distinguer ces fractures *partielles* de celles qui sont complètes.

Les diverses observations que je viens de rapporter n'ayant entre elles que peu d'analogie, il n'y aurait aucune utilité à essayer de les rapprocher par des considérations générales. Je termine donc ici ce petit travail, mon seul but ayant été de fournir quelques faits pour servir à l'histoire des fractures, par armes à feu, des os du crâne et de la face.

DES

CORPS ÉTRANGERS MÉCONNUS,

A LA SUITE

DES PLAIES PAR ARMES A FEU.

Tous les auteurs qui se sont occupés des plaies par armes à feu recommandent, avec raison, d'apporter les plus grands soins à la recherche des corps étrangers qui compliquent si souvent ces blessures. Il est certain en effet que, si, dans beaucoup de circonstances, l'organisme tolère la présence de balles métalliques ou de corps étrangers analogues, et parvient, par des procédés vraiment admirables, à les isoler au milieu de nos tissus, de manière à les rendre inoffensifs, il est d'autres cas, tout aussi nombreux, où ces corps déterminent des accidents plus ou moins graves. L'exploration la plus minutieuse des plaies par armes à feu est donc nécessaire, lors même que tout semble prouver que le corps vulnérant a été extrait ou spontanément éliminé.

Plusieurs fois déjà, chez des blessés de l'armée d'Orient, dont le soin nous était confié, nous avons pu constater l'excellence de ce précepte, en découvrant dans des plaies plus ou moins anciennes, ayant pris l'aspect fistuleux, soit

8

des débris de vêtements, soit de petits éclats de bombe ou d'obus, qui en empêchaient la cicatrisation et causaient une suppuration abondante.

Mais à cela ne se bornent pas les accidents que peuvent provoquer les corps étrangers; leur présence peut donner lieu aux plus fâcheuses conséquences. Nous avons déjà rapporté (1) l'observation d'un militaire chez lequel la présence d'un fragment de balle, qui avait fracturé la portion écailleuse du temporal, a pu être méconnue pendant quatre mois, et a causé la mort. Maintenant nous allons relater l'histoire chirurgicale d'un blessé, qui a dû subir l'amputation de la jambe, pour échapper aux accidents terribles que causait une balle logée sous la plante du pied, et dont la présence avait été complétement ignorée.

Nous ferons suivre ce fait de quelques réflexions propres à mettre en lumière ce qu'il offre de plus intéressant.

Observation I.

Plaie d'arme à feu au pied droit; corps étranger méconnu; suppuration abondante et phénomènes généraux graves; amputation de la jambe par le procédé à lambeau externe, au bout de deux mois et demi. Guérison huit mois après la blessure.

Alavoine (Henri), âgé de vingt-sept ans, du 2e zouaves, blessé le 16 août 1855, entre à l'hôpital le 5 octobre suivant. — Il a été atteint, au pied droit, par un corps vulnérant, que l'on supposa devoir être une balle, laquelle, pénétrant par le côté interne et supérieur du pied, en arrière de l'articulation tarsienne du premier métatarsien, serait ressortie deux centimètres environ au-dessous, sur la limite interne de la plante du pied, sans occasionner aucune lésion osseuse. Les chirurgiens qui furent appelés à lui donner les premiers soins ne parurent pas, au dire du blessé, mettre en doute la sortie du corps étranger. L'existence

(1) Page 107.

de deux plaies, offrant les caractères des plaies d'entrée et de sortie, jointe au peu d'accidents qui suivirent la blessure, ne permit pas de croire à sa présence. En effet, les deux plaies se cicatrisèrent assez rapidement, et le malade était guéri, sauf des douleurs presque constantes qu'il ressentait dans le pied, lorsqu'il fut dirigé sur France. Pendant la traversée, qui dura près de vingt jours, ces douleurs se reproduisirent fréquemment et devinrent même continues. A son arrivée à Marseille, le pied était tuméfié, extrêmement douloureux, et l'on crut reconnaître les signes d'une inflammation phlegmoneuse. Le chirurgien auquel fut confié le blessé, durant les deux ou trois jours qu'il passa à l'hôpital de Marseille, pratiqua longitudinalement une incision profonde, de trois centimètres environ, sur le milieu de la plante du pied. Une faible quantité de pus sanieux s'écoula par cette incision.

A son entrée à l'hôpital de Montpellier, le pied, modérément tuméfié, surtout à la région plantaire, est extrêmement douloureux. A la partie moyenne de la plante du pied, existe une plaie récente, par laquelle s'écoule, en faible quantité, un pus rougeâtre. L'examen au moyen de la sonde n'indique rien; la plaie est peu profonde, et l'on n'y reconnaît la présence d'aucun corps étranger. Il faut ajouter que cet examen provoque des douleurs très-vives. — Jusqu'au 14 octobre, on n'observa rien de particulier, si ce n'est la persistance de ces douleurs excessives qui privaient le malade de sommeil, et qui n'étaient pas en rapport avec le peu de gravité apparente de la blessure; mais, à partir du 15, il accusa une inappétence à peu près complète, avec quelques frissons passagers, suivis de chaleur. Le malade présentant des symptômes d'embarras gastro-intestinal, et la langue étant saburrale, on administra une bouteille d'eau de Sedlitz à 45 grammes. — Aucun changement avantageux ne suivit l'administration de ce purgatif; tout au contraire, les douleurs devinrent de plus en plus vives, au point que le malade ne dormait plus ni nuit ni jour, et qu'on ne pouvait toucher la plaie sans lui arracher des cris. La suppuration, très-abondante, avait une couleur lie de vin, et exhalait une odeur repoussante. L'examen de la plaie, par la sonde, indiquait un décollement de la plus grande partie de la peau et de l'aponévrose plantaires. La fièvre était continuelle, et le malade ne prenait presque plus de nourriture.

A partir du 23, tous ces symptômes devinrent plus graves; une fièvre brûlante, entremêlée de frissons, consumait le malade, dont les souffrances paraissaient atroces. Il y avait faiblesse générale, avec tremblements des membres, sécheresse et enduit fuligineux de la langue et des dents; enfin tous les symptômes se réunissaient pour indiquer l'existence d'une infection putride, avec état ataxique des plus prononcés.

Dans le but de remédier à ces graves accidents, qui menaçaient d'une manière très-sérieuse l'existence du malade, on ordonna les préparations de quinquina, unies à l'opium (100 grammes décoction de quinquina coupée avec du lait; 4 pilules de sulfate de quinine de 10 centigrammes chacune; 100 grammes de vin de quinquina; potion gommeuse, avec 40 gouttes teinture d'opium; limonade vineuse; quart soupe au lait; portion de vin). En même temps on fit faire des injections, dans le foyer purulent, avec la teinture d'iode au tiers, beaucoup moins dans l'espoir d'amener son oblitération que pour obvier à la résorption des gaz et des matières putrides abondantes qui s'écoulaient chaque jour de la plaie. Aucun changement ne suivit l'emploi de ces divers moyens. Il semblait hors de doute que le malade ne tarderait pas à succomber, si l'on ne tentait une dernière chance de salut dans l'amputation du membre, instamment réclamée par le malade.

L'amputation fut donc résolue et pratiquée le 30 octobre.

M. le docteur Goffres, chirurgien en chef, crut devoir donner la préférence au procédé à lambeau externe de M. Sédillot, qu'il avait déjà mis en usage dans d'autres circonstances, et qui lui semble offrir l'avantage de recouvrir les os plus exactement que les autres. Deux artères seulement, le tronc tibio-péronier et la tibiale antérieure, donnèrent du sang et furent liées. Le lambeau appliqué sur la plaie la recouvrait exactement, et fut maintenu au moyen de plusieurs points de suture. Le pansement fut fait à l'ordinaire. — L'opéré, préalablement soumis aux inhalations de chloroforme, n'avait souffert que pendant l'application des sutures. La quantité de sang perdue ne s'élevait pas à plus de 150 grammes; néamoins, après l'opération, lorsqu'il fut reporté dans son lit, il tomba dans un affaissement assez prononcé; la peau était froide, le pouls fréquent et concentré. Cet état persista toute la journée, malgré l'administration d'une potion tonique et antispasmodique et de boissons chaudes. Il y eut assez souvent un tremblement nerveux des membres et des soubresauts du moignon.

Le lendemain 31, la situation était à peu près la même; il n'y avait aucune réaction; l'état nerveux dominait encore la scène. Du côté du moignon, il existait un suintement sanguin peu abondant; la sensibilité était excessive, et le plus léger contact faisait pousser des cris au malade.

Du 1er au 2 novembre, il y eut de la fièvre, entremêlée de frissons; le pouls se développa un peu, la peau devint chaude, il y eut une soif assez vive; la face, qui jusque-là était restée pâle et crispée, s'anima; les phénomènes nerveux diminuèrent sensiblement; il y eut un peu de sommeil. Cependant le moignon était toujours très-douloureux et agité de soubresauts fréquents; le suintement sanguin se reproduisit encore à plusieurs reprises. On fut obligé, sur la demande du malade, de relâcher un peu les tours de bande qu'il trouvait trop serrés, et d'appliquer un cataplasme émollient sur le genou.

Le 3, diminution de la fièvre et amélioration légère de l'état général. Même état du moignon.

Le 4, douleurs beaucoup plus vives; l'amputé n'avait pu reposer un instant, il avait eu du délire pendant la nuit; peau aride et brûlante, pouls fréquent et concentré, bouche sèche, langue fuligineuse; il y avait de la soif, et le malade accusait une douleur à l'épigastre. Pendant la nuit, l'appareil s'était en partie défait, et un liquide sanieux assez abondant s'était répandu dans le lit. On jugea nécessaire de procéder au pansement du moignon.

A peine les pièces de l'appareil furent-elles enlevées, qu'il s'écoula, par l'intervalle des points de suture, une abondante quantité de matière purulente sanieuse, de couleur chocolat, qui s'était amassée entre le lambeau et la plaie, et dont l'accumulation avait sans doute contribué à faire naître les douleur excessives éprouvées par le malade. Par des pressions ménagées, on vida la plaie de toute la matière qui s'y était accumulée, et on renouvela le pansement.

Dans le but de combattre les phénomènes ataxo-adynamiques qui s'étaient montrés, on prescrivit une potion composée de la manière suivante :

Infusion de serpentaire de Virginie...	200	grammes.
Acétate d'ammoniaque...............	4	—
Extrait aqueux de quinquina.........	6	—
Sulfate de quinine...................	50	centigrammes.
Alcool sulfurique....................	q. s.	
Sirop simple.........................	30	grammes.

à prendre par cuillerées d'heure en heure. (Bouillon et vermicelle, limonade vineuse pour boisson.)

Du 5 au 8, amélioration légère, fièvre moins forte, et, à plusieurs reprises, sueurs abondantes; sommeil assez rare, mais plus d'agitation ni de douleurs excessives; appétit léger. Toutefois la faiblesse est très-grande; le malade est fortement incommodé par des aphthes, qui se sont développés dans la bouche, sur la langue et dans le pharynx. (Gargarisme acidulé, looch gommeux.)

Le 9 novembre, la suppuration commence à être de bonne nature, elle est peu abondante et sans odeur; il n'y a point d'inflammation, et le lambeau, qui est encore maintenu par quelques points de suture, recouvre exactement la plaie. On aperçoit des bourgeons charnus de bonne qualité. L'état général est meilleur; peu de fièvre, mais sueurs abondantes pendant la nuit; un peu plus d'appétit; digestions bonnes (il n'y a jamais eu de diarrhée); la bouche se déterge. — Le 12, la fièvre est à peu près tombée; cependant le malade dort très-peu, et accuse toujours de la douleur dans son moignon; les aphthes ont presque disparu. Le facies du malade est de jour en jour meilleur; les pansements, quoique très-pénibles, l'excitent moins. — Quant au moignon, il est en très-bon état; la réunion du lambeau s'est effectuée par première intention à la plus grande partie de son bord postérieur. Le sommet et le bord antérieur ne se sont pas réunis. Du reste, plaie et lambeau sont dans un rapport parfait d'exactitude, ce dernier recouvrant complétement la plaie, qui s'est déjà notablement rétrécie.

La cicatrisation fait des progrès fort lents jusqu'à la fin du mois de novembre. A cette époque, elle est complète à la partie antérieure; mais en dedans, vers le sommet du lambeau, il n'en est pas ainsi : on voit, en écartant les bords cutanés qui se sont adossés en partie, que l'adhésion du lambeau ne s'est pas effectuée vers sa partie la plus centrale; il existe là un large trajet qui paraît profond, et donne tous les jours une certaine quantité de pus. — Dans les premiers jours du mois de décembre, la suppuration augmente, et s'accompagne de douleurs très-vives dans le moignon et le creux du jarret. Le malade, redevenu inquiet et agité, a perdu le sommeil et l'appétit. On constate que le pus, qui est rougeâtre et fétide, provient du creux du jarret; des pressions exercées en cette partie lui donnent issue par le moignon. Dans ces conditions, une contre-ouverture est jugée indispensable; elle est pratiquée le 14 décembre. Une sonde cannelée en argent, légèrement recourbée, introduite par le côté interne de la plaie, arrive jusqu'à la partie la plus profonde du foyer purulent; l'incision est pratiquée, avec le bistouri, sur la saillie du bec de l'instrument. On constate un décollement étendu de la peau du jarret. (Pansements avec une mèche.)

Les jours suivants, l'état local et général s'améliore, et, à la date du 15 janvier 1856, la suppuration avait à peu près cessé, mais la cicatrisation n'était pas encore terminée. L'état général était redevenu plus satisfaisant.

La guérison n'a été complète qu'au commencement du mois d'avril 1856. A cette époque, le moignon, exactement recouvert par le lambeau, présentait une cicatrice demi-circulaire, presque linéaire, et adhérente aux parties profondes. L'amputé est sorti de l'hôpital quelques semaines après, pour aller jouir de sa retraite.

Examen du membre amputé. — Le pied est légèrement augmenté de volume. La plaie dont il a été parlé existe avec les mêmes dimensions que lors de l'entrée du malade. La sonde pénètre au-dessus de l'aponévrose, en avant, jusqu'à la base des orteils; en arrière, jusqu'au talon; sur les côtés, le décollement n'est pas moins grand. Une incision cruciale montre un vaste foyer purulent occupant toute la plante du pied, au-dessus de l'aponévrose plantaire; les muscles de cette région, réduits en putrilage, sont presque tous détruits ou altérés. Les os et leurs articulations sont sains. En poursuivant le décollement de l'aponévrose, on arrive, sur le côté externe du pied, à une sorte de caverne, dans laquelle on trouve une balle de plomb conique, mais aplatie. Ce corps étranger, dont la présence n'avait pas été soupçonnée pendant la vie, était logé en arrière et en dehors de l'extrémité postérieure du cinquième métatarsien, dans l'espèce de fossette qui est circonscrite par l'apophyse de cet os et le cuboïde. Jamais, durant la vie, le malade n'avait accusé une douleur spéciale en cette région, et rien n'avait annoncé la présence d'un corps étranger en ce point. Le gonflement général qui avait envahi le pied, d'une part, et, d'autre part, la sensibilité extrême du blessé, qui redoutait le plus léger contact de la main ou des instruments, sont les circonstances qui expliquent comment la présence de la balle a pu être méconnue pendant deux mois et demi.

Les détails dans lesquels je suis entré, en rapportant l'observation qui précède, me dispensent d'insister sur l'erreur de diagnostic par suite de laquelle on a méconnu l'existence du corps étranger, cause de tous les accidents. Si le récit du malade est exact, on conçoit que la présence de deux plaies rapprochées l'une de l'autre, et situées au bord interne du pied, ait fait croire tout d'abord que le corps vulnérant n'avait fait que traverser cette région. Il n'est pas douteux que les chirurgiens qui ont donné les premiers soins au blessé aient cherché à s'éclairer à cet égard; le lieu où la balle s'était cachée suffit très-bien pour expliquer comment elle a échappé aux explorations qui ont été faites. Sa présence a été d'autant moins soupçonnée que les plaies ont marché naturellement vers la cicatrisation, et ont été bientôt guéries.

C'est seulement plus tard, après la cicatrisation des plaies, que le malade a commencé à éprouver des douleurs modérées d'abord, qui sont allées continuellement en croissant, et ont été suivies d'une inflammation phlegmoneuse de la plante du pied. Lorsque, pour la première fois, nous avons eu à donner nos soins au blessé, ces accidents avaient déjà acquis un haut degré de gravité ; une incision avait été pratiquée, mais on n'avait pas découvert la cause de l'inflammation. Les explorations fréquentes et faites avec une attention minutieuse auxquelles nous nous sommes livré, jusqu'au jour de l'amputation, n'ont rien pu nous apprendre sur cette cause. L'autopsie du membre nous a seule révélé sa nature et son siége.

L'opportunité et la nécessité de l'amputation ne peuvent être mises en doute, si l'on se rappelle les accidents si graves éprouvés par le blessé, et dont j'ai tracé un tableau affaibli. Au moment où l'on s'est décidé à cette grave opération, le malheureux Alavoine était épuisé par des douleurs sans nom, par une suppuration abondante et par une insomnie affreuse ; de plus, il était sous le coup d'une infection putride, qui se manifestait par ses traits les plus caractéristiques. L'amputation était donc de rigueur, et c'est certainement à elle que le blessé doit la conservation de sa vie.

Le procédé opératoire mis en usage par M. le docteur Goffres mérite de nous arrêter quelques instants, parce qu'il nous semble que ce procédé n'a pas été sans influenee sur la longue durée du traitement consécutif à l'amputation, et sur les accidents qui se sont manifestés chez l'opéré. Et d'abord, en ce qui concerne le lieu, rien ne s'opposait à ce qu'on pratiquât l'amputation sus-malléolaire ; mais M. Goffres, avec la plupart des chirurgiens militaires, pensant que l'amputation au lieu d'élection mérite une préférence absolue, a opté pour cette dernière. Ce n'est pas ici le lieu de discuter cette question, si souvent débattue et si diversement résolue ; je dirai seulement, en ce qui me concerne, que mes tendances sont pour l'opération la plus conservatrice et la plus inoffensive.

Le procédé à lambeau externe de M. Sédillot, mis en usage par M. Goffres, est certainement d'une exécution brillante, et donne un résultat artistique immédiat et même définitif fort beau. Je lui reconnais sans peine ces avantages, mais je me demande s'il n'a pas des inconvénients au moins aussi nombreux. Je ne dirai pas que cette opération est plus difficile à pratiquer qu'une amputation circulaire : il est admis aujourd'hui qu'un tel motif ne doit jamais être mis en avant; mais j'affirmerai que les pansements sont beaucoup plus délicats, et qu'il est plus difficile d'obtenir la réunion immédiate, par suite de la tendance incessante du lambeau à glisser en arrière et en dehors. Cette difficulté est tellement réelle, que M. Sédillot ne tente jamais la réunion immédiate; il attend, pour appliquer le lambeau sur le moignon, que les bourgeons charnus se soient développés; jusque-là, il interpose entre eux une pièce de linge cératé.

Chez Alavoine, la réunion immédiate s'est effectuée d'abord en arrière, ce qui a permis au sang et au pus de s'accumuler entre le lambeau et la section du membre, comme dans une poche, et de fuser vers le creux du jarret, d'où est venue la nécessité de pratiquer une contre-ouverture en cette région. Le bord antérieur du lambeau ne s'est réuni que tardivement, et c'est seulement après plusieurs mois que la cicatrisation a été complète.

Je ne prétends pas déduire de cette observation des conséquences absolument défavorables au procédé opératoire mis en usage ; mais je ne crois pas non plus que l'on puisse enlever à ce fait sa signification, à savoir : que la guérison n'a été obtenue que plus de cinq mois après l'amputation, et que ce retard a été dû à l'accumulation constante du pus entre le lambeau et le moignon.

. . . .

L'observation de corps étranger méconnu, que je viens de raconter, prouve la nécessité d'apporter le plus grand soin dans l'examen des blessures causées par les armes à feu, des conséquences fort graves et la mort même pouvant résulter d'un défaut d'attention ou d'une exploration superficielle. Dans le plus grand nombre des cas où ces plaies, au lieu de guérir dans le temps et par les moyens ordinaires, persistent à l'état de trajets fistuleux, on est autorisé à croire qu'elles sont entretenues par la présence de corps étrangers venus du dedans ou du dehors. Il ne faudrait pas cependant considérer cette règle comme absolue et sans exceptions, car ce serait tomber dans une fâcheuse erreur : assez souvent, au contraire, on voit des plaies par armes à feu, exemptes de toute complication locale apparente, persister pendant longtemps à l'état d'ulcères atoniques ou de trajets fistuleux, et ne guérir que lorsque, par une médication générale appropriée, on a modifié l'état de la constitution, qui seul entretenait le mal.

A part quelques rares exceptions, ce sont les médicaments toniques et antiscorbutiques, associés à un régime réparateur, qui ont fait la base du traitement général auquel nous avons soumis les blessés se trouvant dans les circonstances qui viennent d'être indiquées. Les médications topiques n'étaient employées qu'à titre d'auxiliaires, excepté quand il était urgent d'exciter une action locale énergique.

Il me serait facile de rapporter de nombreuses observations prouvant la nécessité d'une médication générale appropriée, pour obtenir la guérison d'anciennes plaies par armes à feu. Je me contenterai de mentionner le fait suivant, dans lequel tous les symptômes locaux se sont réunis, pendant longtemps, pour faire croire à la présence de corps étrangers qui n'existaient pas, et où la guérison a été obtenue malgré les plus fâcheuses complications.

Observation II.

Plaie de balle à la cuisse gauche. — Ascite et anasarque; diarrhée chronique; catarrhe pulmonaire; abcès multiples et successifs. Guérison au bout de huit mois.

Bleuze (Dominique), âgé de trente ans, du 1er régiment de voltigeurs de la garde, blessé le 22 mai 1855, est entré le 18 août suivant à l'hôpital de Montpellier. — Ce malade, d'un tempérament lymphatique-nerveux, a été atteint par une balle qui, pénétrant à la hauteur du tiers supérieur et en avant de la cuisse gauche, est sortie un peu plus bas sur la face interne de ce membre. Les chirurgiens qui lui ont donné les premiers soins se sont, au dire du blessé, assurés à plusieurs reprises, par la sonde et par les doigts, qu'il n'y avait aucun corps étranger et que le fémur n'était pas lésé. Cependant la plaie ne s'était pas cicatrisée ; elle avait, au contraire, donné constamment une suppuration abondante, se fermant quelquefois à demi pour se rouvrir ensuite.

Au moment de son arrivée à Montpellier, ce malade était dans un état déplorable : on l'avait d'abord placé dans un service de fiévreux, à cause des graves affections internes dont il était atteint, mais on prit motif de sa blessure pour le renvoyer dans notre service, dont on ne supposait pas qu'il pût sortir vivant.

Le 19 août, l'examen du malade nous fit constater qu'il était réduit à un état d'émaciation et de faiblesse extrêmes ; l'abdomen était distendu par un énorme épanchement ascitique, le scrotum et les extrémités inférieures étaient infiltrés, la face bouffie, les mains œdématiées ; une diarrhée abondante, ayant plusieurs des caractères de la dysenterie, épuisait le malade, qui pouvait à peine se soulever pour aller sur le vase ; de plus, il était atteint d'un catarrhe pulmonaire chronique, avec expectoration de crachats jaunâtres et gêne considérable de la respiration. Les fonctions de l'estomac se faisaient assez mal, et il n'y avait point d'appétit. Cependant je constatai avec plaisir qu'il n'existait point de fièvre et, ce que je ne dois pas oublier de noter, que le moral était excellent. — Quant à la plaie d'entrée, la seule qui fût alors ouverte, elle n'offrait rien de particulier, si ce n'est un écoulement de pus assez abondant et une teinte blafarde des chairs.

Les graves et nombreuses affections internes dont ce malade était atteint constituant l'indication principale, je me contentai de prescrire des pansements simples sur la plaie, jusqu'à ce que l'état général eût été modifié. Le traitement que j'instituai eut d'abord pour but principal d'arrêter la diarrhée, qui épuisait le malade et s'opposait à l'emploi d'autres moyens thérapeutiques. Je fus assez heureux pour y parvenir, quoique avec peine, au moyen de la décoction blanche de Sydenham, additionnée de sous-nitrate de bismuth à une dose qui varia de 5 à 15 grammes par jour, et des préparations d'opium administrées par la bouche et en lavements.

Dès le 25, c'est-à-dire aussitôt que la diarrhée fut devenue moins intense, et que l'estomac, réconforté par un régime approprié, fut en état de supporter des médicaments, j'ajoutai aux prescriptions précédentes la teinture de scille à l'intérieur, à la dose de 30 gouttes. Un peu plus tard, je prescrivis en plus du vin blanc sec, à la dose de 300 grammes par jour, et des frictions sur les cuisses et l'abdomen, avec les teintures de scille et de digitale.

Sous l'influence de ces divers moyens, une diurèse abondante ne tarda pas à s'établir; l'épanchement abdominal et l'anasarque diminuèrent graduellement; les symptômes de catarrhe pulmonaire s'amendèrent de jour en jour, et bientôt le malade put être soumis à un régime franchement tonique et réparateur (3/4 d'aliments, rôti, portion de vin, tisane de houblon, 100 gram. vin de quinquina.)

A la date du 15 septembre, il n'y avait plus trace ni de diarrhée, ni d'hydropisie, ni de catarrhe. Les fonctions digestives s'exécutaient très-bien, et les forces revenaient, quoique le malade fût toujours dans un état de maigreur considérable. — Quant à la plaie, elle n'avait cessé d'éprouver des alternatives de bien et de mal. Sa tendance à la cicatrisation était des plus prononcées; mais à peine était-elle près de se fermer, que, le pus s'amassant dans l'épaisseur de la cuisse, il devenait nécessaire de lui donner issue, soit en décollant la cicatrice, soit au moyen d'incisions avec le bistouri. La marche de cette plaie a été la même pendant tout le courant des mois de septembre, octobre et novembre 1855. A quatre reprises différentes, elle a paru cicatrisée, et chaque fois des ulcérations nouvelles se sont formées, ou bien les cicatrices anciennes se sont rouvertes, pour donner issue à du pus sanieux, amassé profondément. Chaque fois et presque chaque jour, dans l'intervalle, j'ai attentivement cherché, au moyen de la sonde, à reconnaître s'il existait, soit une altération de l'os, soit un corps étranger quelconque ; mes recherches ont toujours été vaines.

Dans le courant du mois de décembre, un nouvel abcès peu profond s'est encore formé et a été ouvert avec le bistouri ; sa marche a été la même que celle des précédents, c'est-à-dire qu'il a été suivi d'un décollement de la peau qui a nécessité, comme de coutume, des injections avec la teinture d'iode affaiblie et des pansements avec le vin aromatique. Il s'est alternativement fermé et rouvert ; enfin la cicatrisation de toutes les plaies a été complète le 15 janvier 1856. — A cette époque, le membre un peu amaigri n'offrait plus ni dureté ni engorgement dans les environs de la blessure ; la cuisse, quoique couverte de cicatrices à la partie antérieure et moyenne, commençait à recouvrer ses usages, et le ci-devant malade jouissait d'un embonpoint très-prononcé et d'une santé générale parfaite, lorsqu'il sortit de l'hôpital, le 25 janvier 1856.

Au risque d'être taxé de présomption par quelqu'un de ces esprits chagrins toujours prêts à contester les succès d'autrui, je n'hésite pas à signaler le fait que je viens de rapporter comme le plus beau des cas de guérison que j'ai obtenus. Le malade, condamné sans retour par tous ceux qui l'avaient observé à son entrée, a été assez heureux pour guérir complétement, non-seulement de sa blessure, mais encore des nombreuses et graves affections qui étaient venues la compliquer.

Si la médecine peut s'enorgueillir de ce succès, elle ne doit cependant pas méconnaître la part qui revient à la nature. Or, il faut le confesser, cette part, dans le cas actuel, a été fort grande ; j'ai déjà dit que le moral du malade était excellent, et qu'il avait pleine confiance dans sa guérison ; il faut ajouter qu'il existait chez lui une force de *plasticité* vraiment remarquable. Les ulcérations les plus larges, les ouvertures les plus profondes, se fermaient et se cicatrisaient avec une rapidité étonnante. Il était presque impossible, même à l'aide de mèches, de maintenir ouverts les trajets que l'on voulait conserver. Il est certain pour moi que c'est à cet excès de plasticité qu'il faut attribuer le retard de la guérison : l'orifice des trajets fistuleux se cicatrisant avant leur fond, de nouveaux abcès devaient se former, et il devait se creuser de nouveaux ulcères. Les injections avec la teinture d'iode, que j'ai employées pendant très-longtemps chez ce blessé, n'ont eu d'autre effet que de prévenir l'infection purulente; elles n'ont aucunement contribué à la guérison.

Quant au traitement mis en usage pour combattre les graves affections qui avaient réduit le malade à un si fâcheux état, on reconnaîtra sans peine qu'il m'a été inspiré par la méthode analytique. Arrêter la diarrhée qui constituait la maladie principale, tel est le but que j'ai poursuivi tout d'abord. Aussitôt après, j'ai combattu l'hydropisie par des remèdes appropriés à sa nature asthénique, et dont un, la scille, devait en même temps modifier l'état morbide des poumons. Les toniques employés pendant toute la durée du traitement devaient corriger la faiblesse et l'atonie qui faisaient le fond véritable de cette maladie complexe.

Je ne puis terminer sans revenir en quelques mots sur la principale circonstance qui m'a engagé à rapporter cette observation. Je ne crains pas d'avouer que j'ai cru pendant longtemps à la présence d'un ou de plusieurs corps étrangers dans l'épaisseur de la cuisse. La formation presque incessante d'abcès et de trajets fistuleux nouveaux m'entretenait dans cette idée, que je reconnus plus tard être inexacte. Je m'explique aujourd'hui la persistance de cette blessure, par deux circonstances fort différentes : dans les premiers temps, la plaie ne se cicatrisait pas à cause de l'état de faiblesse et d'atonie du malade ; plus tard, au contraire, c'était un excès de plasticité qui s'opposait à cette cicatrisation, par le mécanisme que j'ai pris soin de signaler.

DES ACCIDENTS

QUI PEUVENT RETARDER LA GUÉRISON

CHEZ LES AMPUTÉS.

Parmi les accidents, résultant de l'amputation des membres, qui peuvent retarder ou empêcher la guérison chez les opérés, les auteurs signalent principalement : 1° l'hémorrhagie, 2° les abcès et les fusées purulentes, 3° la phlébite et l'infection purulente, 4° la nécrose, 5° la pourriture d'hôpital, 6° la conicité du moignon.

De ces accidents, les uns, tels que l'hémorrhagie, la phlébite, les fusées purulentes, se montrent surtout dans les premiers temps qui suivent l'opération; au lieu que les autres peuvent paraître à toutes les époques du traitement. L'étude des accidents que l'on pourrait appeler primitifs a été faite d'une manière trop complète, et par des auteurs trop recommandables, pour que je puisse me flatter d'avoir rien à y ajouter; je les laisserai donc absolument de côté. Je me propose uniquement d'indiquer ici le résultat des observations que j'ai faites chez les militaires qui ont été admis, en 1855, à l'hôpital de la Citadelle de Montpellier, après avoir subi en Orient l'amputation d'un membre.

Certains de ces opérés étaient tout à fait guéris au moment de leur entrée, et la plupart des autres étaient en voie de guérison. Un petit nombre seulement ont dû faire dans nos salles un séjour plus ou moins long, motivé par les accidents qui sont venus retarder la cicatrisation de la plaie.

Les amputés sur lesquels ont porté mes observations sont au nombre de vingt (1); ils étaient répartis de la manière suivante :

1 amputé de la cuisse au tiers inférieur ;
1 — de la jambe au lieu d'élection ;
9 — du bras, dont 2 dans l'articulation scapulo-humérale;
8 — de l'avant-bras, dont 1 dans l'art. huméro-cubitale;
1 — de la main, dans l'articulation radio-carpienne.

Voici quel a été le résultat définitif de ces diverses amputations :

1° L'amputé de la cuisse était guéri à son arrivée; mais il existait une conicité du moignon assez prononcée.

2° L'amputé de la jambe avait été opéré par la méthode circulaire; la cicatrice, occupant le centre du moignon, adhérait au tibia. Elle s'est ouverte à plusieurs reprises, et la guérison n'a été complète que plus de cinq mois après l'opération.

3° L'un des amputés du bras, dans l'articulation scapulo-humérale, était parfaitement guéri à son entrée; le résultat obtenu par la méthode à lambeau externe était très-beau. Chez l'autre, au contraire, la guérison a été compromise et retardée, pendant plusieurs mois, par de graves et nombreux accidents. Je rapporterai son observation avec détails.

4° Des sept amputés du bras, dans la continuité, trois qui étaient en voie de guérison, lors de leur arrivée, n'ont pas tardé à être complétement rétablis. Le quatrième, dont le moignon était presque cicatrisé, ayant été atteint

(1) Je ne comprends pas dans ce tableau les blessés qui ont été amputés dans l'hôpital, et dont j'ai rapporté ailleurs les observations. Je ne compte pas davantage les amputés des doigts ou des orteils, qui ont été au nombre de neuf.

de pourriture d'hôpital, a eu sa cicatrice entièrement détruite et a couru les plus grands dangers ; il a néanmoins eu le bonheur de guérir. La guérison du cinquième a été retardée, pendant plusieurs mois, par une cause très-légère en apparence : c'est la présence du fil qui avait servi à lier l'artère humérale. Le sixième nous a offert une conicité du moignon provoquée et augmentée par la pourriture d'hôpital. Enfin le septième et dernier a été atteint de nécrose partielle de l'humérus.

5° L'amputé de l'avant-bras, dans l'articulation du coude, a offert à plusieurs reprises, pendant un séjour de deux mois qu'il a fait à l'hôpital, de petits abcès, soulevant la cicatrice, et suivis de trajets fistuleux qui donnaient issue à des débris cartilagineux. Il est sorti complétement guéri. L'opération avait été faite d'après la méthode à lambeau ; la cicatrice se trouvait en arrière, elle était transversale, et l'extrémité de l'os était parfaitement matelassée.

6° Tous les amputés de l'avant-bras, dans la continuité, étaient ou guéris ou en voie de guérison, lors de leur entrée. Je n'ai noté chez eux aucun accident, et le résultat définitif a été très-satisfaisant.

7° Il en a été de même pour l'amputé de la main, dont la cicatrice, fort étroite, adhérait au radius. Ce dernier opéré a accusé, pendant tout le temps de son séjour à l'hôpital, des douleurs très-vives dans la main absente ; tous les sédatifs employés sont restés sans action sur cette névralgie.

J'ai cru qu'il y avait une certaine utilité à faire connaître, en même temps que les accidents qui ont retardé la guérison chez quelques-uns de ces amputés, le résultat définitif de l'opération pour chacun d'eux en particulier. Cette question, d'ailleurs, est, en quelque sorte, à l'ordre du jour, puisque la Société de Chirurgie l'avait mise au concours pour 1856. Bien qu'aucun mémoire n'ait été adressé en réponse à cette question, il est à présumer que sa solution sera poursuivie par les chirurgiens militaires qui ont pratiqué en Orient. M. le docteur Legouest, professeur agrégé à l'École de médecine militaire, est entré dans cette voie, en présentant à l'Académie de médecine un mémoire où il fait connaître le résultat de ses études sur les amputations partielles du pied et de la partie inférieure de la jambe. Faisons des vœux pour que cet exemple trouve des imitateurs.

Le but de cet article étant de fournir des exemples de quelques-uns des accidents qui peuvent compromettre ou retarder la guérison chez les amputés, je vais rapporter aussi brièvement que possible les faits les plus curieux ou les plus remarquables parmi ceux que j'ai observés.

Observation I.

Amputation du bras au-dessous de la tête de l'humérus, pour une blessure récente; cicatrisation retardée pendant plusieurs mois par la présence d'une ligature.

Claude (François), du 20e de ligne, entré à l'hôpital de Montpellier le 22 novembre 1855, a été amputé du bras gauche, le 29 août précédent, immédiatement après une fracture comminutive de l'humérus. L'opération, pratiquée à la hauteur du col chirurgical, n'a offert rien de particulier. La plaie a marché régulièrement vers la cicatrisation, qui n'a été retardée que par la présence de la ligature principale.

A l'entrée du malade, nous constatons que le moignon, presque cicatrisé, n'offre plus qu'une plaie ulcéreuse, d'une largeur de deux centimètres environ, dont la suppuration est entretenue par la présence d'une forte ligature. Pensant qu'il serait facile d'en débarrasser l'opéré, j'essayai, à plusieurs reprises, de la détacher au moyen de tractions modérées; mais je ne pus y parvenir. Chaque fois le malade accusait des douleurs excessivement vives, qui s'accompagnaient aussitôt d'un état spasmodique avec tremblements du moignon. Cependant, convaincu que ce corps étranger d'un nouveau genre ne pouvait plus longtemps rester en place sans entraîner des inconvénients sérieux, je me décidai, le 15 décembre, à l'arracher de vive force ; ce que je fis, non sans peine et non sans avoir arraché des cris au blessé. Par bonheur, la ligature était d'un fil très-fort et double ; elle vint tout entière, et il fut facile de voir, par la grandeur de l'anse qu'elle formait, que l'on avait lié, en même temps que l'artère, des tissus fibreux ou nerveux. — Peu de jours après, la guérison étant complète, l'amputé sortait de l'hôpital.

En rapprochant les dates de l'observation qui précède, on voit que la guérison a été retardée pendant près de trois mois, par la seule présence de cette ligature. Il est fort probable que, si nous ne l'avions pas arrachée de force, sa chute spontanée aurait pu se faire attendre longtemps encore. Le blessé serait ainsi resté exposé à tous les accidents qui peuvent compliquer les plaies suppurantes, et surtout à la pourriture d'hôpital. Il résulte de là que, lorsque, après avoir attendu *au delà* du temps nécessaire pour l'oblitération des artères d'un membre amputé, la chute spontanée des ligatures n'a pas lieu, il est nécessaire de la provoquer artificiellement. On évitera ainsi les sérieux inconvénients que nous venons de signaler.

Observation II.

Amputation du bras à sa partie supérieure, pour une blessure récente; nécrose consécutive de l'humérus.

Dubosc (Hippolyte), du 1er régiment d'artillerie, âgé de trente-cinq ans, blessé et amputé le 6 septembre 1855, est entré à l'hôpital le 24 octobre suivant. — Atteint par un éclat de bombe à la partie moyenne du bras droit, il a eu l'humérus brisé en éclats. L'amputation, jugée indispensable, fut pratiquée peu d'heures après la blessure. Le malade nous raconte que l'os a été scié deux fois, par la raison qu'on s'était aperçu, après une première section, qu'il existait une fêlure de l'humérus. Aucun accident n'a suivi l'opération, et la plaie a marché vers une cicatrisation régulière, quoique lente, jusqu'à son arrivée à Montpellier.

Le jour de son entrée, nous constatons que l'amputation, pratiquée d'après la méthode à lambeau, a été faite immédiatement au-dessous des insertions des muscles grand pectoral et grand dorsal. La plaie, presque cicatrisée, est en assez bon état; il existe seulement, en avant et en arrière du moignon, deux trajets fistuleux, donnant une suppuration peu abondante. L'état général est excellent. — Le 2 novembre, après quelques phénomènes inflammatoires sans gravité, suivis de l'agrandissement, par ulcération, de la fistule antérieure, on put extraire une petite esquille à laquelle adhéraient des tissus fibreux. — Les choses restèrent dans le même état jusque vers la fin du mois. Le 26, on constata, à la partie antéro-interne du moignon, un noyau d'engorgement, accompagné de douleur et de rougeur de la peau. L'inflammation phlegmoneuse augmenta, malgré les applications émollientes, et, le 1er décembre, l'abcès étant formé, on l'ouvrit avec le bistouri. L'incision donna issue à une grande quantité de pus bien lié; le moignon se dégorgea les jours suivants, et la plaie ne tarda pas à se cicatriser.

Pendant tout le mois de décembre, les trajets fistuleux dont il a été question continuèrent à rester ouverts et à donner de la suppuration. La sonde indiquait l'existence d'une nécrose circonscrite de l'humérus, sur le lieu de la section. Aucun changement ne s'était déclaré dans les premiers jours du mois de janvier, et le séquestre était toujours immobile. La guérison paraissant devoir se faire attendre encore longtemps, et le malade, qui avait obtenu sa retraite, demandant à retourner dans sa famille, on consentit d'autant plus facilement à lui accorder son *exeat*, qu'un plus long séjour dans les hôpitaux l'aurait exposé à de nouveaux accidents.

Les circonstances qui ont caractérisé l'amputation chez ce blessé peuvent, jusqu'à un certain point, rendre compte de la nécrose qui s'est formée plus tard. Malgré la précaution que l'on a prise de faire une deuxième section de l'os, après que la fêlure de l'humérus fut constatée, il est possible que les limites de celle-ci n'aient pas été complétement dépassées. Cependant la plaie résultant de l'opération a suivi une marche naturelle, et ce n'est que tardivement que la formation d'un séquestre a été constatée. Les accidents inflammatoires qui se sont présentés durant le séjour du malade à l'hôpital de Montpellier ont été trop peu prononcés, et la suppuration habituelle était trop peu abondante, pour que l'on ait pu croire à une nécrose totale ou même étendue de la portion restante de l'humérus. Il est très-probable que le séquestre était limité à une partie de son extrémité; aussi l'élimination doit-elle s'être opérée sans difficulté, comme elle avait déjà eu lieu pour un petit fragment de l'os.

Observation III.

Amputation du bras dans l'articulation scapulo-humérale, à la suite d'une fracture comminutive; nécrose consécutive de la cavité glénoïde de l'omoplate; abcès multiples à l'épaule; abcès à la région sacrée; diarrhée chronique. Guérison.

Soulier (Pierre), du 32e de ligne, âgé de vingt-quatre ans, est entré à l'hôpital de Montpellier le 5 octobre 1855. — Ce jeune soldat, d'un tempérament lymphatique et d'une faible constitution, avait été blessé, le 7 juillet précédent, par un coup de fusil, dont la balle, l'atteignant à la partie postérieure et supérieure du bras droit, avait brisé l'humérus. La conservation du membre fut tentée; mais divers accidents, parmi lesquels le malade signale surtout une très-copieuse suppuration et l'issue de nombreuses esquilles, obligèrent de recourir à l'amputation, qui fut pratiquée douze jours après la blessure. Depuis cette époque, une suppuration abondante a eu lieu jusqu'à ce qu'enfin le moignon ait semblé vouloir se cicatriser.

A son entrée, nous nous assurons que l'ablation du membre a été pratiquée dans l'articulation scapulo-humérale, par la méthode à lambeau externe. Au premier abord, la guérison semble près d'être obtenue, puisque la plaie est presque partout cicatrisée; mais, en exerçant quelques pressions sur le moignon, on reconnaît qu'il y a une suppuration profonde, car du pus fétide et mal lié s'écoule en grande abondance par deux trajets fistuleux, situés, l'un en avant, l'autre en arrière, vers les angles de la plaie. La sonde, introduite dans l'ouverture antérieure, ne peut pénétrer profondément : elle n'indique aucune lésion osseuse ; mais il est facile, en l'introduisant dans le trajet fistuleux postérieur, d'arriver profondément jusqu'à l'omoplate, qui semble dénudée dans une grande étendue. — L'état général du blessé est fort grave : sa maigreur et sa faiblesse sont extrêmes ; son teint est blafard ; il a depuis plusieurs jours une diarrhée abondante, et on constate tous les soirs l'existence d'un mouvement fébrile marqué, avec chaleur et sécheresse de la peau, soif vive, etc.

Le traitement à instituer, dans un cas aussi sérieux, dut, dans le principe, être beaucoup plus médical que chirurgical. Je prescrivis tout d'abord la décoction blanche de Sydenham, additionnée de sous-nitrate de bismuth, à dose assez élevée (10 à 15 grammes par jour), et de teinture d'opium. La tisane de riz, les lavements amidonnés et opiacés, et une nourriture tonique, quoique peu abondante, vinrent en aide à ces premiers moyens. — Le 22, la diarrhée ayant cédé, j'eus recours aux préparations de quinquina (vin et décoction), dans le but de relever les forces du malade, qui était toujours très-faible. En même temps, et dès le principe, j'avais mis en usage les injections de teinture d'iode pure, renouvelées deux fois par jour dans chacune des fistules.

Le 23, c'est-à-dire dix-huit jours seulement après son entrée, le malade se plaignit d'avoir à la fesse droite une tumeur qui l'incommodait depuis quelque temps. La région malade étant mise à découvert, on constata avec surprise l'existence d'un énorme abcès très-fluctuant, situé à la fesse droite, au voisinage du sacrum, sur lequel il empiétait un peu. Le malade, interrogé sur l'origine de cette tumeur, nous apprit qu'elle avait commencé à se former pendant la traversée de Crimée en France, et qu'elle avait graduellement augmenté jusqu'à ce moment. Il avait négligé d'en parler, pensant, disait-il, que cela n'avait pas d'importance. — Une ponction avec un bistouri étroit, pratiquée de suite, dans la partie la plus saillante de la tumeur, donna issue à un demi-litre environ d'un pus brunâtre et d'une extrême fétidité. L'odeur et la couleur de cette matière faisaient craindre que l'abcès ne fût sous la dépendance d'une altération osseuse; cependant une sonde, promenée à l'intérieur de la poche purulente, n'indiqua rien à cet égard. Une injection de teinture d'iode pure fut immédiatement poussée dans l'abcès, et laissée en contact avec ses parois pendant quelques instants. L'ouverture que l'on venait de pratiquer fut ensuite bouchée avec une mèche, et on exerça une compression modérée sur la tumeur. — Les jours suivants, du pus continua à s'écouler de l'abcès; sa quantité diminua et sa qualité s'améliora graduellement, et la guérison complète de cette énorme collection purulente eut lieu vers la fin du mois de novembre, sous l'influence des injections iodées, renouvelées deux fois par jour.

Pendant tout ce temps, la lésion de l'épaule était restée à peu près stationnaire; la suppuration était toujours abondante et de mauvaise qualité, et ni l'état local ni l'état général ne s'amélioraït : bien au contraire, une fièvre continuelle, avec maigreur et débilité extrêmes, consumait le malade. Les moyens de traitement sus-indiqués étaient continués.

Le 18 novembre, le malade fut de nouveau pris de diarrhée. En même temps, le pus, sans cesser de s'écouler par les trajets fistuleux existants, s'amassa dans le fond de l'abcès et vint faire saillie à la région sous-épineuse. — Le 25, une incision pratiquée sur le centre de cet abcès donna issue à une grande quantité de pus phlegmoneux. Une amélioration légère sembla suivre cette opération: la diarrhée diminua et la fièvre fut moins forte; mais, le 2 décembre, un autre abcès, situé au-dessus du précédent, c'est-à-dire immédiatement au-dessous de l'épine de l'omoplate, s'étant montré, je pratiquai une nouvelle incision, que je réunis à la précédente, et qui donna beaucoup de pus. Peu de jours après, troisième abcès vers l'angle inférieur de l'omoplate, qui fut également ouvert au moyen du bistouri.

A partir du 10 décembre, la suppuration diminua de jour en jour; les plaies se resserrèrent et se transformèrent en trajets fistuleux étroits, par lesquels on arrivait jusqu'à la cavité glénoïde de l'omoplate, qui paraissait nécrosée. En même temps tous les phénomènes généraux, tels que la fièvre et la diarrhée, qui menaçaient incessamment la vie du malade, disparurent sans retour. L'appétit et le sommeil revinrent, et le malade ne tarda pas à prendre de l'embonpoint.

Jusqu'au milieu du mois de janvier 1856, l'état local resta le même; mais une transformation complète s'était opérée dans l'état général de Soulier, qui était devenu gras et frais. Le 17, eut lieu, par la fistule antérieure, l'issue spontanée d'un volumineux séquestre, appartenant à la cavité glénoïde de l'omoplate. Une autre esquille, appartenant à la même partie de l'os, fut éliminée dans le courant du mois de février; dès lors, la suppuration diminua de jour en jour, les trajets fistuleux se rétrécirent, puis se cicatrisèrent. Le 9 mars, la guérison était complète. Les fraîches couleurs et l'embonpoint de l'amputé témoignaient du bon état de sa constitution. Quant à la partie opérée, elle était revenue à son état normal; les cicatrices étaient adhérentes, et il n'y avait aucune trace d'engorgement.

J'aurais trop à dire si je voulais faire ressortir toutes les curieuses particularités qu'offre cette observation; aussi ne m'occuperai-je guère que de celles qui ont trait au sujet en vue duquel je l'ai rapportée.

L'analyse de ce fait clinique montre que c'est la nécrose de l'omoplate qui a été le point de départ de tous les accidents observés consécutivement à l'amputation. C'est à elle qu'il faut rapporter les abcès multiples qui se sont formés à l'épaule, les trajets fistuleux et l'abondante suppuration qui ont persisté si longtemps; c'est elle encore qui a amené consécutivement la diarrhée et la fièvre, qui ont mis le blessé aux portes du tombeau. Aussitôt que les séquestres ont été éliminés, tous ces fâcheux symptômes ont cessé, et la guérison n'a pas tardé à avoir lieu. Mais à quelle cause faut-il attribuer cette mortification d'un os qui n'avait évidemment pas été lésé par le projectile? Le récit du malade nous en donne la raison: la conservation du membre avait été tentée, mais une très-abondante suppuration, accompagnée certainement de fusées purulentes, a obligé de recourir à l'amputation; dès lors, il est plus que probable que l'articulation a été envahie par le pus, ce qui a déterminé la nécrose de la cavité glénoïde.

Je ne puis finir sans insister une fois de plus sur les heureux résultats que j'ai obtenus de l'emploi des injections iodées. Je suis persuadé que ces injections ont modifié avantageusement les plaies de l'épaule et prévenu la résorption purulente; mais c'est principalement dans la manière aussi heureuse que rapide avec laquelle l'énorme abcès de la région sacrée a été guéri, par le seul emploi de ces injections, que réside la meilleure preuve de leur efficacité.

Je dois dire également que chez ce blessé, comme chez plusieurs de ceux dont j'ai rapporté les observations, le sous-nitrate de bismuth m'a rendu de grands services pour arrêter la diarrhée. Avec cette substance donnée à large dose et associée à l'opium, on parvient le plus souvent à se rendre maître des diarrhées qu'il est si commun de rencontrer chez les blessés qu'épuisent de longues suppurations; je n'hésite pas à la recommander vivement.

Observation IV.

Amputation du bras à la partie inférieure, pour une blessure récente; moignon presque cicatrisé; pourriture d'hôpital; destruction complète de la cicatrice; hémorrhagies graves. Guérison.

Pellat (François), du 1er bataillon de chasseurs, âgé de vingt-quatre ans, blessé, le 8 septembre 1855, par un coup de feu à l'articulation du coude droit, et amputé immédiatement à la partie inférieure du bras, est entré à l'hôpital le 24 octobre. — Son moignon, très-régulier, matelassé de chairs épaisses, offrait une cicatrice centrale presque complète; il existait seulement un petit trajet fistuleux, donnant à peine quelques gouttes de suppuration. Peu de jours après, la cicatrisation ne s'achevant pas, je prescrivis des injections avec le vin aromatique d'abord, puis avec la teinture d'iode mitigée; on eut recours en même temps à une légère compression antéro-postérieure du moignon. Malgré l'emploi de ces divers moyens, le trajet fistuleux, dont la profondeur était de 4 ou 5 centimètres, n'avait aucune tendance à se fermer.

Le 18 novembre, le malade commença à ressentir une certaine douleur dans le moignon, spécialement vers la face interne du bras, qui présentait une certaine dureté; la suppuration était un peu plus abondante et sanieuse (continuer les injections iodées; cataplasmes émollients). — Le 21, le trajet fistuleux s'élargit, son orifice prit une couleur grisâtre; le moignon, légèrement tuméfié, était fort douloureux au toucher; suppuration très-fétide, grisâtre, mêlée à quelques gouttes d'un sang noir. Ces symptômes augmentèrent rapidement d'intensité. — Le 24, la cicatrice était détruite en très-grande partie; par la pression, on donnait issue, en même temps qu'à une suppuration de plus en plus fétide, à de gros caillots sanguins, mêlés de détritus organiques. La douleur, augmentant d'intensité, empêchait le malade de dormir; il avait, en outre, une fièvre brûlante. Dans la journée, une hémorrhagie abondante eut lieu par la plaie; elle céda à une compression légère, aidée de l'application de disques d'agaric.

Le 25, les mêmes symptômes généraux et locaux persistent; aux pansements du matin et du soir, on voit se détacher du moignon, en même temps que des caillots sanguins, des détritus organiques, semblables à des escarres. Nouvelle hémorrhagie dans la journée; elle cède comme la précédente.

Le 26, la destruction de la cicatrice est complète; la peau, pendante et amincie à l'extrémité du moignon, laisse suinter, par sa face interne, une matière purulente, sanieuse et fétide, toujours mêlée de détritus organiques. En écartant cette manchette de peau, on voit le fond de la plaie présentant complétement l'aspect de la pourriture d'hôpital. — Dès le 24, le malade avait été soumis à l'usage de la décoction de quinquina et de la limonade vineuse, aidée d'un régime tonique. En même temps, on avait eu recours, deux fois par jour, aux injections de teinture d'iode, qui, cette fois, étaient restées sans action.—Le mal ayant fait des progrès si considérables, je pensai qu'il était nécessaire de recourir au plus puissant des moyens que nous possédions contre la pourriture d'hôpital : je veux parler du cautère actuel. Mais auparavant je voulus essayer du chlorure de soude liquide, dont j'avais eu à me louer dans quelques autres circonstances. En conséquence, la plaie fut lavée complétement et avec soin avec la liqueur de Labarraque pure; des boulettes de charpie, imbibées du même liquide, furent ensuite portées dans l'intérieur du moignon, de manière à mettre toutes ses parties en contact avec ce liquide et à les isoler les unes des autres; un cataplasme émollient compléta le pansement. Le régime se composa surtout de bouillons et de vin, et l'on ajouta aux prescriptions précédentes une potion tonique au quinquina.

Une amélioration marquée eut lieu dès le lendemain; le malade, qui avait reposé une partie de la nuit, avait moins de fièvre; les hémorrhagies ne s'étaient pas renouvelées, et, bien que les matières sécrétées par la plaie n'eussent pas changé de caractère, il semblait que l'aspect de celle-ci fût moins mauvais. — Les jours suivants, un changement réel et rapidement avantageux se dessina; l'intérieur du moignon se détergea, des bourgeons charnus de bonne nature commencèrent à se former (continuation des mêmes moyens).

Pour résumer en quelques mots la fin de cette observation, je dirai que la peau du moignon, qui, dans le principe, semblait vouée à la destruction, se couvrit de bourgeons vivaces, qui, faisant corps avec ceux qui s'élevaient du fond de la plaie, amenèrent le rétrécissement graduel et l'oblitération de celle-ci; de telle sorte qu'au bout de quelques semaines, la cicatrisation étant complète, le moignon s'est trouvé recouvert par la manchette de peau conservée pendant l'amputation, presque aussi exactement et aussi régulièrement que si aucun accident n'était venu troubler sa marche vers la guérison. Le 1er janvier 1856, le malade était tout à fait guéri; il est sorti de l'hôpital peu de jours après.

Le récit que je viens de faire est incapable, je le crains, de donner une idée exacte des épouvantables désordres qui se sont produits dans ce moignon, sous l'influence de la pourriture d'hôpital, et de la rapidité avec laquelle a eu lieu la destruction de la cicatrice. Les progrès du mal étaient tels, et l'état général du malade était si peu rassurant, que l'on crut un instant à la nécessité de pratiquer la désarticulation de l'humérus, que le malade demandait avec instances. La teinture d'iode, qui m'avait été si utile dans quelques cas de pourriture d'hôpital, s'est montrée ici complétement infidèle; le chlorure d'oxyde de sodium a été, au contraire, extrêmement efficace. Ce liquide, lorsqu'on l'applique pur, détermine des douleurs vives, mais c'est un puissant modificateur, dont j'ai eu à me louer dans beaucoup de circonstances.

Cette dernière observation prouve que ce n'est pas sans raison que l'on a considéré la pourriture d'hôpital comme un des plus fâcheux accidents qui puissent survenir chez les amputés. L'heureuse terminaison de cette maladie, chez Pellat, ne peut être invoquée comme une preuve contraire, car cette terminaison est tout à fait exceptionnelle.

FIN.

TABLE DES MATIÈRES.

FIN DE LA TABLE.

www.ingramcontent.com/pod-product-compliance
Ingram Content Group UK Ltd.
Pitfield, Milton Keynes, MK11 3LW, UK
UKHW021045230726
13926UKWH00004B/1658